糖尿病がイヤなら歯を磨きなさい

内科医が教える、
お口と体の健康の新常識

糖尿病専門医
西田亙

幻冬舎

糖尿病がイヤなら歯を磨きなさい

はじめに

歯周病治療で命を救われた私

私は内科医で、専門は糖尿病です。愛媛県の松山市で糖尿病の専門クリニックを開業していますが、この数年間は、全国の歯科医師会、歯科衛生士会、行政などからお声かけいただき、お口の健康の大切さをメインテーマに、ほとんど毎週末、講演活動を行っています。

糖尿病の専門医が、なぜお口の健康を?

みなさん、不思議に思われるのですが、そのきっかけは、私自身の8年前の体験にさかのぼります。

8年前、愛媛大学医学部附属病院の糖尿病内科に在籍していた私は、立派な「歯周病男」でした。当時の歯磨きは朝に一度だけ、しかも5秒ほど。リンゴをかじると本当に血が出ていました。「口臭がひどい」と家族に文句を言われても何のその、小学生のとき以来、歯医者さんにお世話になったのは、むし歯治療と親知らずを抜いたときだけでした。

さらに、当時は体重が92キロ！　血圧も血糖値も高く、糖尿病専門医であるにもかかわらず、メタボ（メタボリックシンドローム）の権化、糖尿病予備軍だったのです。おまけに重症の不整脈もあって、同級生の循環器医師からは「お前、このままだったら死ぬぞ。早く手術したほうがいいぞ」と本気で心配されていたほどです。

そんなとき、愛媛県歯科医師会との共同研究を立ち上げることになり、言い出しっぺの私が歯周病男ではマズいと思い、やっと重い腰を上げて歯周病の治療をすることにしました。

このときの歯医者さん・歯科衛生士さんとの出会いが、私の人生を大きく変えました。歯科衛生士さんに**歯垢《しこう》と歯石《しせき》を取ってお口の中をピカピカ**にしてもらい、**正しい歯磨きと歯間清掃（歯と歯の間の掃除）のやり方**を教えてもらった私の体に、**奇跡とも思える**

ことが起こったのです。

まず朝だけでなく、夕食後の歯磨きとデンタルフロスが習慣になると、長年の夜食が止まりました。

それまでは、大学病院から夜の10～11時に帰宅すると、ケーキ、アイスクリームやラーメンなど食べ放題。ですが、夕食後の歯磨きとフロスでお口がきれいになると、夜食で口の中を汚したくないと思うようになりました。せっかく台所をきれいに片付けたあとで、家族に汚されたら、怒りたくなりますよね。これと同じで、お口の中も、一度きれいにすると、汚したくなくなるわけです。

夜食が止まると自然に体重が減り始め、そうすると運動やウォーキングをしたい気持ちが起こり、**約1年で18キロのダイエット**に成功しました。

そして、**高血圧や高血糖、重症の不整脈など、抱えていた病魔はすべて退散。**私は歯医者さんと歯科衛生士さんに、まさに命を救われたのです。

●体重92キロの歯周病男だった私

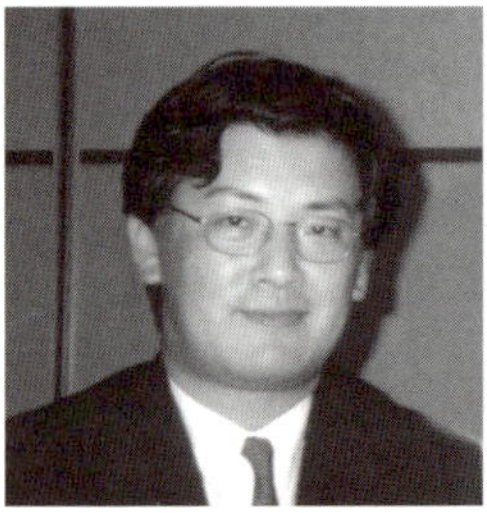

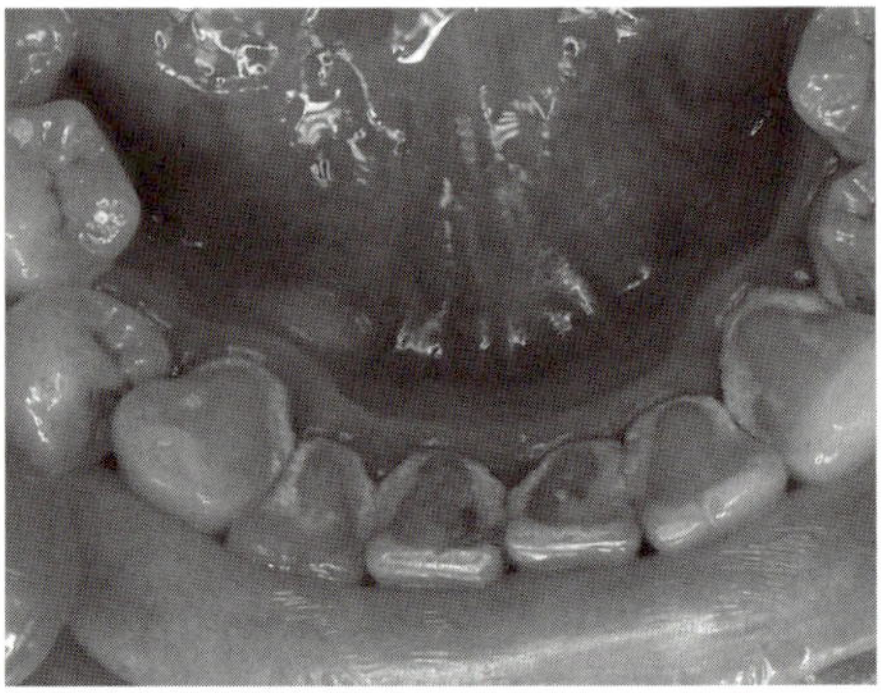

歯周病治療&お口ケア

・体重マイナス18キロ！

・高血圧、高血糖、不整脈も解消！

●お口の健康の伝道師になった私

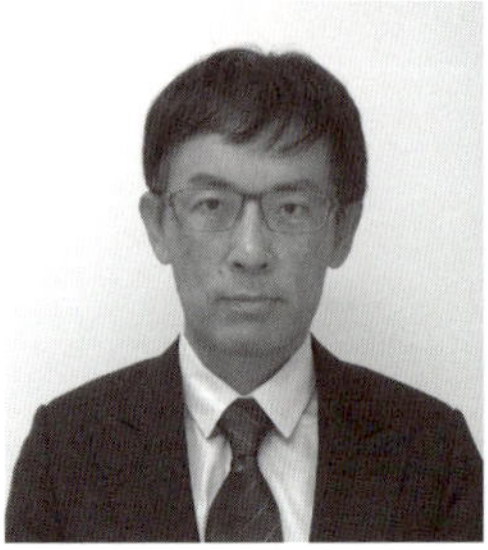

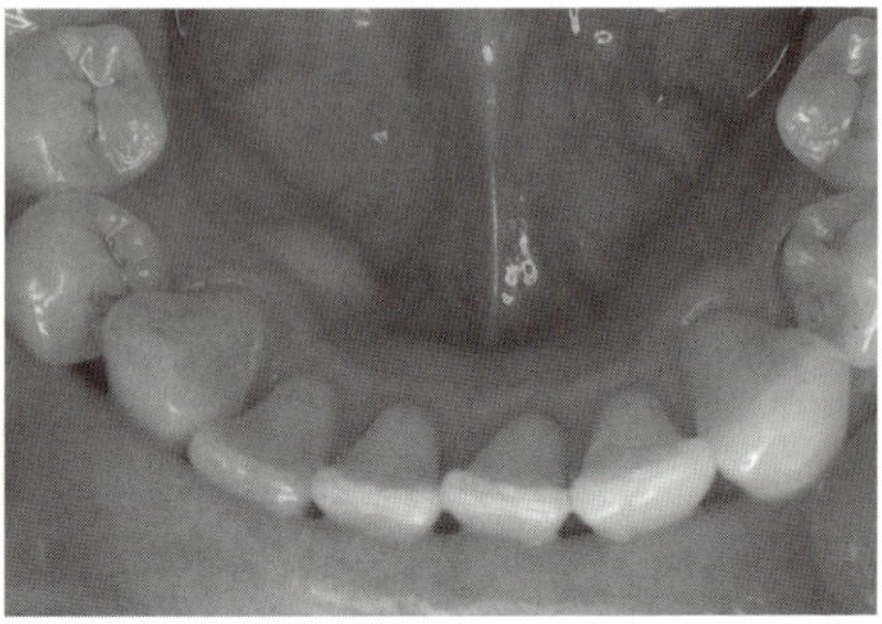

こうして歯科医療の素晴らしさを体感した私は、それまでまったく興味を持っていなかった歯科の勉強・研究を始めました。そして、勉強を続けていると、**糖尿病をはじめとする多くの体の病気が、お口の健康と深くつながっている**科学的事実が次々と見えてきたのです。

それと同時に、こんなに大事なことが一般の人たちに知られていないだけでなく、医療関係者でも知らない人が多いことが、わかってきました。

そこで、私の体を救ってくれた歯科医療への恩返しとして、また、お口の健康と体の病気の関わりを1人でも多くの人に伝えなければいけないという使命感から、全国行脚《あんぎゃ》の講演や執筆活動を行うようになりました。

ありがたいことに、ある小児歯科の先生から「**日本でいちばん歯周治療にうるさい糖尿病専門医**」と命名され、とても名誉なことだと思っています。

本書ではまず、日本の糖尿病の現状と背景についてお話しします（第1章）。次に、糖尿病と歯周病を結びつける大切なキーワード「慢性炎症」とは何か、そして歯周病がどんなに恐ろしい事態を招くかについてお話しし（第2章）、いま歯周病治療のうえで注目されているロイテリ菌という乳酸菌の効果について解説します（第3章）。さらにお口を健康に保つための歯磨きの仕方を紹介し（第4章）、最後に、お口から健康になるために欠かせない習慣を5つのポイントに絞ってお話しします（第5章）。

お口の健康は、さまざまな体の病気と関わりがあり、歯周病は全身の健康に暗い影を落としています。とくに、糖尿病と歯周病の関係は、「コインの裏表」と言っていいほどです。この大事な事実を本書を通して知っていただき、さらにご家族や友人にもぜひ伝えてほしいと切に願っています。

糖尿病がイヤなら歯を磨きなさい　目次

第1章 大人も子どももみんな糖尿病

第2章 「慢性炎症」でつながる歯周病と糖尿病

第3章

お口に花を植えましょう

第4章 お口だって洗ってほしい

第5章

お口から健康になる5つの習慣

ブックデザイン　小口翔平＋上坊菜々＋岩永香穂（tobufune）
イラスト　坂木浩子（ぽるか）
編集協力　佐藤美奈子
図版・DTP　美創

第1章

大人も子どもも
みんな糖尿病

40歳以上の男性2人に1人は糖尿病か糖尿病予備軍

2017年9月21日、厚生労働省が「国民健康・栄養調査」の最新結果を発表しました。[*1] それによると「糖尿病が強く疑われる者」と「糖尿病の可能性を否定できない者」の推計人数はともに1000万人ずつです。つまり、糖尿病人口は予備軍も含めて2000万人と厚生労働省は言っています。

発表されたデータによれば、わが国における糖尿病患者とその予備軍を合わせた数は、2007年以降減少傾向にあります。ですが、この数字を鵜呑《うの》みにはできません。それは、この調査は検査方法が不十分であるうえに、2012年以降は調査対象が変わっているからです。

さらに、「国民健康・栄養調査」の血液検査を受けた人の割合は、調査を呼びかけた人全体のわずか2割にすぎません。その多くは、日頃から健康に関心のある人が多いと思われ、実際に血糖値の高い人は血液検査をあまり受けていない可能性が高いのです。

こうした中、疫学的に最も信頼できる研究データがあります。それは九州大学による調査で「久山町研究（ヒサヤマ・スタディ）」と呼ばれているものです。*2

福岡県久山町は年齢構成、職業構成、栄養摂取状況などさまざまな数値が日本国民の平均と重なります。そのため、「日本の縮図」として、疫学調査に適しているとされている地域です。この町に暮らす40歳以上の全住民を対象とし、1961年から実施している疫学調査が「久山町研究」で、現在も継続中です。

この研究が信頼できる根拠は、対象になる住民のうち8割が実際に検診を受けており、さらに精密糖負荷試験という最も詳しい糖尿病と予備軍の診断検査を実施しているところにあります。検診対象の8割というのは、疫学調査の対象としてきわめて高い割合なので、国内で最も信頼できる調査だと言えるのです。

そして「久山町研究」から類推される、**日本全体の糖尿病人口は、予備軍も含めて4000万人**。*2

40歳以上で糖尿病と予備軍の人は、男性で2人に1人、女性で3人に1人ということなので、糖尿病はもはや誰にとっても他人《ひと》事《ごと》ではありません。*3

健診でチェック！ヘモグロビンA1c《エーワンシー》5・7は黄信号

さて、厚生労働省の「国民健康・栄養調査」では、「糖尿病が強く疑われる者」と「糖尿病の可能性を否定できない者」との違いを何によって決めているのでしょうか。

それは、「**ヘモグロビンA1c**」の値です。

ヘモグロビンＡ１ｃとは、体内に酸素を運ぶヘモグロビンとブドウ糖が結合したものです。血糖値が高いほど結合しやすくなり、血糖値と並んで、糖尿病を診断する指標とされています。

厚生労働省は、ヘモグロビンＡ１ｃの値が６・５パーセント以上の人を、糖尿病が「強く疑われる」人だと言います。そして６・０パーセント以上の人は、糖尿病の「可能性を否定できない」人、つまり予備軍だと言っています。

しかし、ここに問題が潜んでいます。なぜなら、アメリカではヘモグロビンA1cの値が5・7パーセント以上だと「前糖尿病（prediabetes）」と呼ばれるからです。*4「前糖尿病」とは文字通り、その人が糖尿病の前段階にある、という意味です。

これに対して日本の特定健診では、ヘモグロビンA1cが5・6パーセント以上になると「要注意」と言われるだけです。

みなさんには、アメリカにならい、「**ヘモグロビンA1cが5・7から6・4パーセントまでは前糖尿病**」と覚えておいていただきたいと思います。**黄信号は5・7**。この数字はぜひ、肝に銘じてください。

なぜこの数字を覚えてほしいかと言うと、歯周病になってもいきなり歯が一気に抜けるわけではないように、糖尿病も、ある日突然糖尿病を発症するわけではなく、必ず神様からもらった「猶予期間」があるからです。

病院で糖尿病と診断される人は、糖尿病全体のありようから見れば氷山の一角に過ぎ

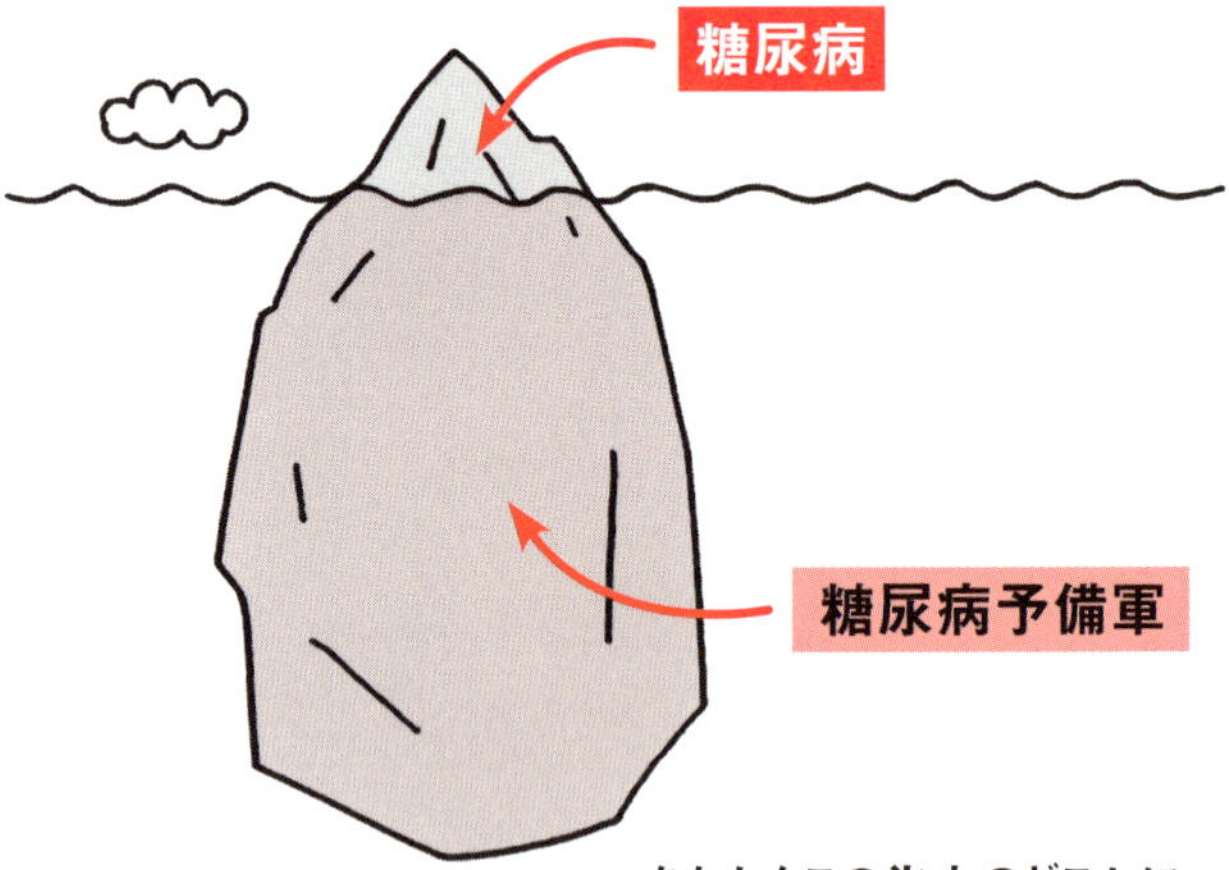

あなたもこの氷山のどこかに……

ません。自分は健康だと思っていても、ほとんどの人はこの氷山のどこかに入っています。

歯周病は、最初に歯肉炎があり、だんだん軽度から中度、重度歯周炎へと進み、最後に歯を失います。でも歯肉炎や軽度の歯周炎で治療をする人は少なく、重度になってから歯科医院に駆けこむために、大切な歯が抜けてしまうのです。

糖尿病も同じで、自覚症状がないまま進行する病気であることを理解していないと、気づいたときには「遅かった」、すなわち合併症を併発して苦しむことになってしまいます。

私自身も、少し太ればすぐに海面近くまで行く可能性があります。5・7を超えた人は、もう海面に近づいています。発症が近いのです。この氷山の図を覚えておき、**6・5を超えたら海面上で発症、5・7を超える程度でも海面に近い発症間近**なのだということを、イメージしてほしいと思います。

子どもも若者も立派な糖尿病予備軍

現代は、20代の若者でも、ヘモグロビンA1cの値が5・7パーセント以上という人がざらにいます。さらには、**小学生の多くが糖尿病予備軍**だと聞けば、みなさんはまさかと思われることでしょう。

ですが、これはまぎれもない現実。いま、日本で糖尿病に蝕《むしば》まれているのは成人だけではありません。

香川県で発行されている「四国新聞」は2017年1月1日付の1面に、次の見出しを大きく掲げました。

「讃岐っ子は生活習慣病予備軍」

おめでたい元日に、かくも不吉な見出しをよく付けたものだと、私は思いました。この事実の本当の恐ろしさがわかっていれば、こんな見出しで一面を飾れるわけがないからです。

香川県は全国でも珍しく、以前から小学4年生に小児生活習慣病予防健診を実施しています。その結果、男子で約15パーセント、女子で約14パーセントにあたる児童のヘモグロビンA1cの値が5・6パーセント以上だったというのです。[*5] 1・5パーセントではなく、15パーセントです。

これはアメリカであれば、「ほぼ前糖尿病」と診断されるレベルです。15パーセントという数字は、**40人のクラスのうち6人の子どもが「前糖尿病」の状態**にあるということです。背筋が寒くなるほどの結果です。

40歳以上の男性の2人に1人、女性の3人に1人が糖尿病、あるいは予備軍であるという事実はもちろん重大ですが、未来の国を支える子どもをめぐる状況のほうが、より深刻な事態ではないでしょうか。

糖尿病が「社会病」である5つの理由

このように、大人ばかりでなく子どもまでもが糖尿病まっしぐらになっている理由は、一体どこにあるのでしょうか。

成人の糖尿病とその予備軍は4000万人に達するとお話ししました。そもそも日本における糖尿病とその予備軍の数は、2000年前後の10年間で2倍近くになっており、今後も増え続けるだろうと予想されます。

戦後間もない頃の日本では、糖尿病は肺がんよりも珍しい病気とされていました。それがこのおよそ半世紀で、患者数がおよそ40倍に激増しているのです。*6

背景にあるのは、日本人のライフスタイルの大きな変化です。自動車など交通機関が急速に発達したことによる運動不足、食生活の欧米化、24時間社会による不規則な生活などにより、日本人は肥満や糖尿病になりやすくなりました。

つまり糖尿病は、社会的な要因がきわめて大きな病気、すなわち「**社会病**」だと言えるのです。

現代社会には、大人だけでなく子どもまで標的にした糖尿病誘発要因があふれています。糖尿病が増えている主な原因を私なりにまとめると、次の5つになります。

❶ 夜遅い食事

1つめは、夕食の時間がどんどん遅くなっていることです。

第5章でもお話ししますが、糖尿病の予防・改善で最も大切なことは夕食を夜7時までにとることだ、というのが私の持論です。**夕食を夜7時までにとることは、薬を飲むより効き目がある**とさえ考えています。

実際、夕食の時間を変えるだけで、血糖値は下がります。ですから私は、初診で来院された糖尿病患者さんに、夕食の時間を必ず尋ねます。そして「〇〇さん、夕食はできれば7時までにとってくださいね。7時までが難しかったら、1時間でも早く食べましょう」と語りかけるわけです。

少し古い調査ですが、20代から70代までの人に「あなたはご飯を何時に食べていますか」と尋ねたデータがあります。[*7] この結果、70代以上の人の約7割は、夜7時までに夕食をとっていました。

しかし20代の人で夜7時までに夕食をとっていた人の割合は、わずか2割。夜9時以降、あるいは夜11時以降に夕食をとっている人は3割にものぼりました。国を支える若い世代の3割が、夜9時以降にしかご飯を食べられない悲しい実態が明らかになったのです。

夜9時以降の食事は夕食とは言えず、もはや「夜食」です。

平成18年の調査でこの結果なので、現在同じ調査をすれば、若い世代の半数近くが、夕食でなく「夜食」生活になっているのではないでしょうか。

このような生活パターンは、子どもたちにも浸透しています。

平成19年の調査によれば、習い事をしている子どもの約3割は夜9時以降に帰宅します。[*8] 帰宅後の午後9～10時に夕食をとる、あるいは途中でお腹が空いて、ハンバーガーやお菓子・ジュースなどで空腹を満たしているとしたら、子どものときから糖尿病コースを選んでいるようなものです。10年前の調査で3割なので、いまは帰宅時間の遅い子どもがさらに増えているかもしれません。

「24時間社会」の中で、遅い時間までオフィスにいることが当たり前になっている職場では、「帰ります」と言って1人だけ抜け出すのは難しいでしょう。シフトで夜勤の仕事をしている人も、夜遅く食事をせざるをえません。

大人も子どもも「糖尿病まっしぐら」。私たちが生きているのはそんな社会なのです。

すい臓の休む暇がなくなった

夜遅い食事がなぜいけないか、なぜ糖尿病と関係するのでしょうか。

それはすい臓に大きな負担がかかるからです。

そのメカニズムについて説明しましょう。

私たち人類の遺伝子には、数千年〜数万年に及ぶ長い飢餓時代の記憶が刻み込まれています。狩猟時代のように空腹を抱えていると、そもそも血糖値は低い状態にあります。ですから空腹が常であるときには、血糖値を上げる必要は生じても、下げる必要はほとんど生じません。

そのためか、人体には血糖値を上げるためのホルモンは多数あるのに、血糖値を下げるためのホルモンは**「インスリン」ただ1つ**しか存在しません。

なんらかの理由でインスリンの分泌量が低下したり、インスリンが出ていても体がそれに反応しにくくなると、血糖値が下がらず、高血糖状態が続きます。高血糖の状態が続くと、免疫機能が低下したり、血管が傷ついてさまざまな合併症が起きます。これが糖尿病です。

血糖値を下げるホルモンはインスリンが唯一ですが、インスリンを分泌する工場もまた、**β《ベータ》細胞**という細胞しかありません。

●現代人のすい臓は一日中休めない

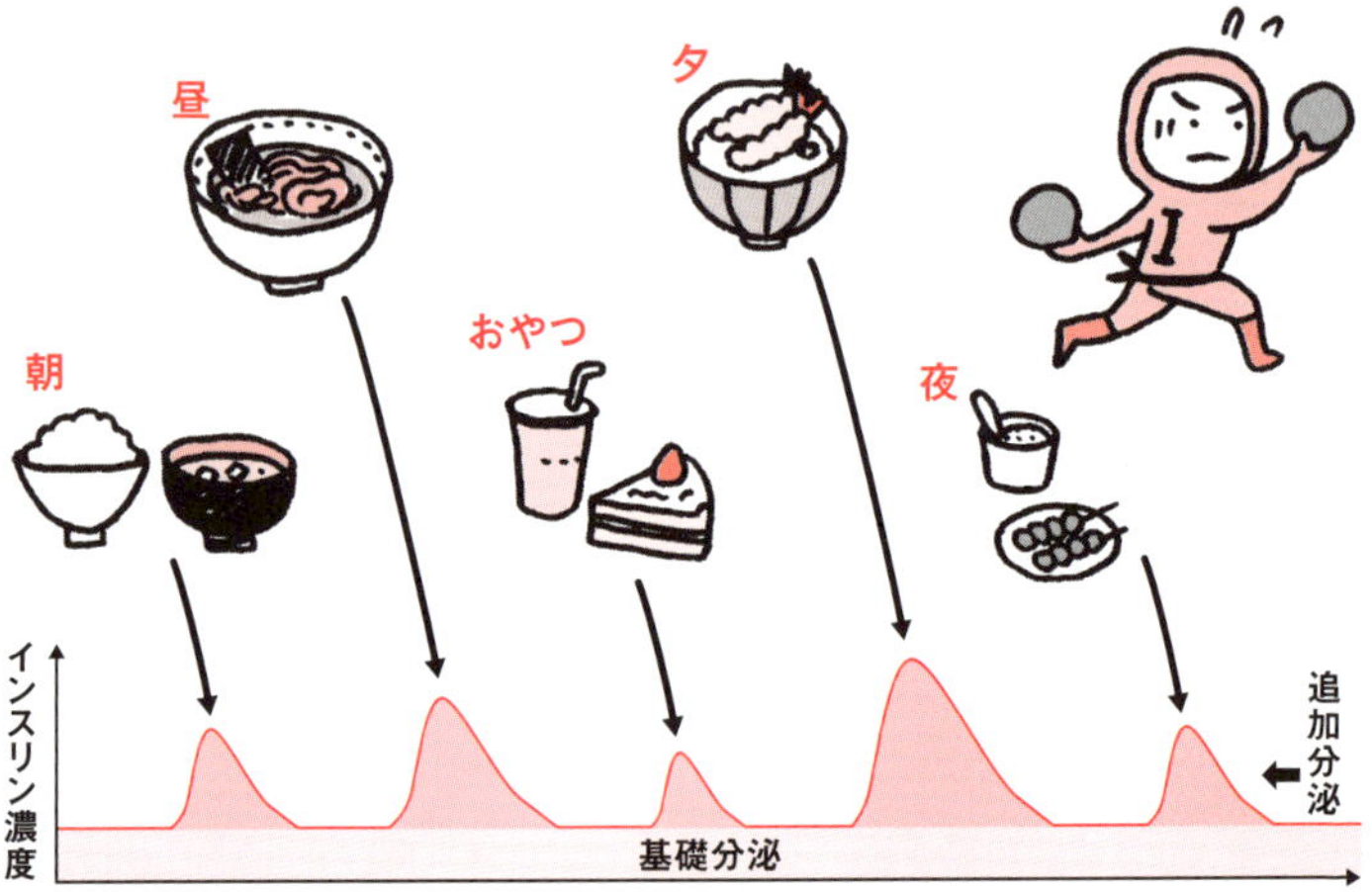

この大切なインスリンを分泌するβ細胞のある臓器が、**すい臓**なのです。

人類が飽食の時代を生きるようになったのは、たかだかここ半世紀あまりのこと。それまでのんびり過ごしていたβ細胞は、いきなり働きづめの状態になりました。

飽食を続ける結果として、血糖値を下げる役割を担うインスリンが、日夜1人で働き続けることになるわけです。なんと健気ではありませんか。

インスリンには、大きく分けて基礎分泌と追加分泌があります。基礎分泌は、絶食時間も含めて24時間持続する、低いレベルの分泌です。いっぽう追加分泌は、食事をとったときに一挙に放出されるものです。夜食や間食が増えるほど、すい臓はインスリンを追加分泌しなければならなくなり、休む暇がなくなります。

遅い夕食をとることですい臓がくたびれ、インスリンが出にくくなることで血糖値を下げる機能が低下し、その結果、糖尿病を発症します。発症する頃には、インスリン分泌能力は健康な人の約半分にまで落ちこんでいると言われます。

糖尿病の診断を受けたら、残りの人生は、能力が半分になったすい臓（正確にはβ細胞）で生きていかなくてはなりません。

このメカニズムがおわかりいただければ、私が「1時間でも早く夕食をとってすい臓を休ませてあげましょう」と口を酸っぱくして言う理由もおわかりいただけるはずです。

❷ 運動不足

糖尿病が増加している原因の2つめは、**運動不足**です。

東京など大都市で暮らす人は電車通勤の人が多いため、まだ歩く機会があります。ところが地方では、ドアツードアで自動車を使って移動する人が圧倒的に多いので、運動不足は深刻です。

戦後間もない頃に比べると、糖尿病患者はおよそ40倍に増えたとお話ししました。これと似た動きを示すデータが、自動車保有台数の変化です*6。つまり、自動車保有台数の激増に伴い、運動不足が顕著になり、その結果、糖尿病患者が一気に増えた、と言うこともできるのです。

これは子どもたちも同じです。習い事や塾通いをするケースが増えたためか、放課後の子どもの運動量が明らかに減っているのです。

子どもの遊びと言えば、20～30年前なら外で体を動かして走り回ることが当たり前でしたが、現代は違います。公園や空き地からは「危険だから、うるさいから」という理由で、すっかり子どもの姿が消えてしまいました。家の中でゲームやスマホを使って遊ぶ子が圧倒的に増えていることも、子どもの運動不足の大きな原因になっています。

③ 高脂肪食

食生活の変化も、当然ながら糖尿病激増に関係しています。なかでも注目すべき変化が、総エネルギー摂取量に占める脂質の割合の増大です。つまり、脂《あぶら》のとりすぎです。

ここで忘れてはいけない視点があります。それは、「**日本人は遺伝的に高脂肪食に弱い**」ということです。日本人はそもそも、糖尿病になりやすい体質を抱えた民族なのだという事実を、ぜひ覚えておいてください。

祖先が狩猟民族である欧米人は、太古の時代、緯度の高い寒冷地に住んでいました。十分な穀類や野菜を収穫できない地域だったので、エネルギー源を家畜由来の肉、加工肉や乳製品に頼る生活を長い間続けてきました。その過程で、欧米人は遺伝的に高脂肪食に適応してきたと考えられます。

ですから欧米人は、日本人よりも頑丈なすい臓を持っています。ハンバーガーやステーキ、アイスクリームなどを多量に摂取しても、すい臓はびくともしません。すい臓を自動車にたとえれば、日本人が軽自動車だとしたら、欧米人は排気量4000cc以上の大型外車です。さまざまな脂を燃料に、時速200キロで走らせること（＝太ること）ができます。

いっぽう、日本人の祖先は農耕民族です。穀類に野菜や魚、木の実など、脂肪の少ない食材をとってきました。そのためすい臓に過度の負担がかかることは少なく、日本人の体はこうした歴史を通じて「省エネ化」されてきました。だからこそ、軽自動車並みの排気量で済んできたわけです。

しかし、戦後、日本人の食生活は急速に欧米化が進みました。それにより、日本人に向かない高脂肪食が、もともと弱いすい臓に大きな負担を与えることになり、糖尿病患者が増えたと言えるでしょう。すい臓の立場に立ってみれば、軽自動車に粗悪な油を給油され、時速120キロ以上で列島を縦断させられているようなものなのです。

欧米人が普通に摂取している高脂肪食も、日本人が同じようにとり続けたら「糖尿病まっしぐら」となる理由がおわかりいただけるでしょう。

④ 単純糖質のとりすぎ

単純糖質とは、ブドウ糖、果糖、蔗糖《しょとう》（砂糖）など、お菓子や果物に含まれる、分子量が小さく体に吸収されやすい糖質のことです。

単純糖質が多く含まれ、**殺人的高カロリーの代表格が、清涼飲料水**です。清涼飲料水もまさに、戦後の食生活の変化によってもたらされた食品です。
私たちが体内で消費するブドウ糖は、1時間あたり角砂糖1個半（約6グラム）ですが、清涼飲料水1本に含まれる単純糖質の量は、驚くほど多いのです。目安になる量の例をいくつか挙げてみましょう（個数は角砂糖の数です）。

缶コーヒー（200㎖・砂糖入り）……4個
ミルクコーヒー（300㎖・砂糖入り）……13個
野菜ジュース（300㎖）……6個
スポーツ飲料（500㎖）……9個
オレンジジュース（500㎖・果汁100パーセント）……10個
炭酸飲料（500㎖）……15個

商品によってもちろん違いはありますが、1時間かけてようやく消費できる1つの角砂糖を、清涼飲料水1本飲むだけで一気に数個も十数個も摂取していることになることがおわかりいただけるでしょう。

問題は量が多いだけではありません。これらの飲料は液体として消化管に運ばれるため、体内への吸収が早く、すい臓をはじめ多くの臓器に大きな負担がかかります。

さらに要注意の飲み物は、「〇〇フラペチーノ」のような、カフェ系の甘いドリンクです。これらの飲み物には砂糖のほか、脂肪分がふんだんに含まれたホイップクリームが入っていますから、まさに砂糖と脂肪の塊。糖尿病を招く食品の象徴です。

また、単純糖質は**果物**にも多く含まれます。最近はとくに、酸味のある果物より、ジュースのように糖度の高い品種がもてはやされる傾向にあります。たとえば、体に良かれと思って食べる温州《うんしゅう》ミカンには、1個につき角砂糖に換算すると約3個の単純糖質が含まれているのです（Mサイズ）。

私の地元・愛媛県では、毎年、ミカンが旬を迎える季節には住民のヘモグロビンA1cの値と体重が上昇してきます。ミカンが好きな人だと、食後に2個ぐらいは軽く平らげますが、それを毎食、さらに毎日続けると1カ月で7200キロカロリー摂取することになり、脂肪なら約1キロに相当するわけです。単純糖質だらけの飲み物や食べ物は、脂肪に姿を変えます。ヘモグロビンA1c値と体重が増加する理由もおわかりいただけるでしょう。

ちなみに、ご飯に含まれる糖質は「複合糖質」といって、ジュースやお菓子、果物の単純糖質とは異なります。糖尿病を予防したいなら、まず単純糖質を控えること。必要な栄養素を考慮すると、**ご飯や玄米、五穀の糖質を過度に制限する必要はありません。**

❺ 早食いと軟食

食事にかける時間がどんどん短くなり、軟らかい食事がいっそう増えつつあるのが、現代です。昔に比べて噛《か》む回数は明らかに減りました。

早食いや軟らかい食事が、なぜ糖尿病の原因になるのでしょうか。

それは、噛まずに飲みこむような食事が、**唾液《だえき》（つば）の分泌を激減**させているからです。

唾液の分泌が減れば減るほど、人の味覚は鈍ってきます。味というのは、唾液に溶けることで感じられるため、唾液が出ていなければ味をきちんと感じ取れないからです。

味覚が鈍ると、濃い味や刺激の強い味を求めるようになります。味が濃くて刺激が強いものというと、どうしても糖分や脂肪が多いメニューになります。そういったものを食べ続ければ、すい臓に大きな負担がかかり、「糖尿病まっしぐら」です。

カレーライスもラーメンも大手の牛丼チェーン店の牛丼も、みな飲みこむような食事です。このように、早食いを可能にする噛まずに飲みこめる食事が、いま日本中にあふれているわけです。

また最近は、家庭で炊くご飯も軟らかくなりました。軟らかく炊いて米の甘みを出せる炊飯器のように、進歩した家電の性能や技術も、糖尿病予防の側面から考えれば決して歓迎できません。

さらに問題なのは、子どもたちの食事です。

香川県の調査で小学4年生の15パーセントが「前糖尿病」だったことは先にお話ししました。そういう子どもたちの食事が、まさに軟食なのです。小児歯科がご専門で、私を「日本でいちばん歯周治療にうるさい糖尿病専門医」だと認めてくださったモンゴル国立医科科学大学客員教授の岡崎好秀先生は、この軟らかいもの一辺倒の食事を「**水洗式食事**」と名づけておられます。

私も実際、「水洗式食事」がメニューとなった給食を目にしたことがあります。ある日はオジヤのように軟らかいご飯に軟らかいサラダ、また別の日は軟らかいパンに軟らかいチーズと牛乳……どう見ても高齢者の介護施設で提供される食事のようでした。

「水洗式食事」が増えることで、唾液の量が減り、牛乳や汁ものなどがないと食べ物を飲みこめなくなります。噛む機会もいっそう減ります。すると悪循環で、食べ方はますます「流しこみ」になっていきます。その点でも「水洗式食事」という表現は言いえて妙です。

給食だけにかぎりません。カレーにハンバーグ、オムライスにグラタンなど、いまの子どもが好きなのは、ほとんどが噛まずに済む、歯ごたえのない食事です。

●ケーキのロウソクを吹き消せない子どもたち

こういう軟食を続けている子どもたちはどうなるでしょうか。

小学生を対象に、先ほどの岡崎先生はある実験を実施されました。「ア」を発音させるという、一見簡単そうな実験です。そうすると、上手に「ア」と発音できない子どもが、一定数いることがわかったそうです。

口輪筋（口のまわりの筋肉）が広がらないため「ア」と言えず、「オ」のように聞こえてしまうのです。このような子どもはお口を大きく開けられないので、医師が「あーん」と言って開けさせても口蓋垂《こうがいすい》（のどちんこ）が見えません。

そしてよく見ると、こういう子どもたちの歯は、むし歯だらけです。小児歯科の先生に聞くと、こうした子どもにむし歯が多いのは、幼い頃から飲みこむような食事や甘い物ばかり与えられ、噛むことをしていないことと大いに関係しているそうです。軟食は糖尿病ばかりでなく、むし歯の原因にもなっているのです。

噛まない食事は、お口を開けられない子どもをつくるだけではありません。お口を閉じることのできない子どもまで増やしてしまいます。

たとえば、お口を閉じられないために「吹き戻し」というおもちゃ――よく縁日などで売られている「ピーヒョロロ」と吹いては戻す紙のおもちゃ――が上手に使えない子どもがいます。口が閉まらず空気が口元から漏れてしまうため、吹き戻しが吹けないわけです。

吹き戻しが吹けない子どもは、風船など到底膨らませることができません。バースデーケーキのロウソクの火が吹き消せない子どももいると聞きます。口を上手にすぼめられないために、「フーッ」と空気を出そうとしても、火が消えないのです。

お口の開閉ができないのも、原因は水洗式食事にあると言えるでしょう。小さい頃から、軟らかいものばかり食べ、噛むトレーニングをしてこなかったため、吹き戻しもできず、風船も膨らませられず、ハッピーバースデーのロウソクも消せない子どもが増えてしまうのです。しかも深刻なのは、こうした状況に親のほとんどが気づいていない、ということです。

このような現状は、歯科医師でさえまだ知らない人が多いようですから、親が気づかないのも当然と言えば当然です。誰も親御さんを責められません。

いまの世の中では、よほど気をつけて育てないとお口を開閉できない子どもになってしまうということを、ご両親や祖父母の方たちはぜひ知っておいてほしいものです。そうしてぜひ「**きちんと噛んで唾液を出す**」教育——たとえば赤ちゃんの頃からセロリやニンジンなどのスティック野菜をしゃぶらせたり、唾液がしっかり出るように昆布を舐《な》めさせる、など――を心がけていただきたいと思います。

親御さんや祖父母世代の人は、小学生の子どもや孫が「ア」と言えたら「偉いね！」と褒め、バースデーケーキのロウソクを上手に吹き消せたら手を叩《たた》いて「よくできたね！」と褒めてあげてください。「当たり前のことが当たり前ではない」そんな世の中になってしまったのですから。

●水洗式食事→味覚障害→糖尿病！

実際、現代の**子どもたちの約3割には味覚障害**が見られると言います。[*9] 味覚障害により濃い味や塩味、脂っこい食べ物に走ってしまい、いわゆる日本食を代表する味噌汁やお魚など、淡泊な味が子どもにわからなくなっているのです。

これが事実だとして、子どもたちを責めることはできません。幼い頃からお口をよく動かしていなければ、唾液がきちんと出なくなるのは当然だからです。唾液がある程度出なければ味がわからなくなり、結果的に偏食となり、糖尿病が近づきます。

小学4年生の2割近くが前糖尿病であるという香川県のデータの背景には、このような事情があるわけです。

糖尿病と言うと中高年がかかる病気という思いこみがあるでしょうが、現代はそうではありません。子どもたちの「水洗式食事」や「味覚障害」を放置した先には、糖尿病が待っています。親や祖父母世代の人には、何をおいても子どもや孫の健やかさを第一に考えてほしいものです。

医療機関や医師の側にも問題があります。小児糖尿病は小児科医が診察し、成人の糖尿病は私のような内科医が診察しますから、そこには断絶があります。子どもはいずれ大人になっていくのですから、本来ならひとつながりで考えるべきなのですが、そうなってはいません。

医療制度を一朝一夕に変えるのは難しくても、医療者側に心の広さ、視野の広さがあれば、ある程度克服できるかもしれません。しかしそうした視点を持つ医師や歯科医師は残念ながら現時点ではきわめて少ないのが現実です。

加えて、「いまの生活をこのまま続けていると10年、20年、30年後のあなたにとんでもないことが起きる」とは、誰ひとりとして教えてくれないことが、大きな問題です。国民ひとりひとりが正しく覚醒して自分と家族を守るしかありません。

糖尿病が社会的な病気である5つの理由について、さらに子どもたちの将来にいかに糖尿病の魔の手が伸びているか、おわかりいただけたでしょうか。

次の章では、この糖尿病と歯周病の関係についてお話しします。

第1章のポイント

- 40歳以上の男性の2人に1人、女性の3人に1人は糖尿病・糖尿病予備軍です。
- 健康診断では「ヘモグロビンA1c」が「5・7」を超えていないか要チェック！
- 夜遅い食事、運動不足、脂肪・単純糖質のとりすぎ、早食い・軟食――思い当たることはありませんか？
- 水洗式食事で、大人も子どもも糖尿病まっしぐら

第2章

「慢性炎症」でつながる歯周病と糖尿病

最近の調査では、**日本人の成人の約8割が歯周病**にかかっていることが、明らかになっています。[*10]糖尿病と同じく歯周病も、立派な「**国民病**」です。

その糖尿病と歯周病の間には、**コインの裏表のような密接な関係**があります。この章では、まず両者をつなげるキーワードである「**慢性炎症**」についてお話しし、歯周病と体の病気との関わりとその恐ろしさ、「慢性炎症」を防ぐうえで歯周病治療がいかに大切なのかについて触れていきます。

「慢性炎症」は、多くの人にはまだあまり馴染《なじ》みのない言葉かもしれませんが、これからの医療の重要なテーマになるはずなので、ぜひ知っておいていただきたいと思います。

歯周病の治療で糖尿病が劇的に改善 ——インスリン注射を打たなくてよくなったAさん

糖尿病と歯周病の深い関係を示すケースを、まずはご紹介しましょう。

42歳男性のAさんは、糖尿病治療のため、30代の頃から大学病院に通院していました。主治医は私です。

ヘモグロビンA1cの値は7パーセント前後で安定していましたが、39歳のときに11・4パーセントまで急に悪化したため、糖尿病内科の外来でインスリン治療を始めました。その後ヘモグロビンA1c値はいったん6・2パーセントまで改善したものの、再び悪化し10パーセント台が続いたため、入院して治療を行うことになりました。

入院の当日、研修医がAさんに問診をしたところ、「毎朝、起きると歯ぐきからの出血で枕が赤く染まる」ことがわかりました。当時の私はお口にまったく興味がなかったので、それまでAさんの歯周病を完全に見逃していたのです。

研修医からの報告を聞いた私は、「それは大変！」と、すぐAさんを歯科口腔外科に紹介しました。すると重度の歯周病であるとのこと。上と下の2回に分けた歯周病の治療が行われました。Aさんは汚れたお口を、歯科衛生士さんにピカピカにしてもらったのです。

入院当初はインスリン注射を毎日4回打ち、入院食で食事制限をしても血糖値は200～300mg／dℓ台と、なかなか下がりませんでした（正常値は100mg／dℓ台です）。

ところが歯周病の治療を終える頃から、Aさんの血糖値はスルスルと下がり、インスリン注射の量も減っていき、退院2日前にはついにゼロ。**飲み薬1種類だけで退院**できることになったのです。

普通は逆のコースをたどります。血糖値の高い人が入院した場合、インスリンを打ち始め、インスリン注射の量が増えることで血糖値が落ち着いて退院します。Aさんの経過は、この常識を打ち破るものでした。

さらに驚いたのは、退院後のヘモグロビンA1cの値です。入院当初は10・5パーセントだった値が、退院1カ月後には7・8パーセントまで大きく下がったのです。第1章でお話ししたように、厚労省が出しているヘモグロビンA1cの糖尿病判定の基準値は6・5パーセント以上なのでまだ高いのですが、それでもめざましい改善です。

糖尿病の薬1種類で下がるのはふつう0・8ぐらい。1カ月で値が1～2下がれば上出来で、3近く下がるのは**専門医も驚き**です。

●劇的に良くなったAさんの糖尿病

	入院日	退院から1カ月後
ヘモグロビンA1c(%)	10.5	7.8 ↓
CRP(mg/dℓ)	0.35	0.16 ↓
治療費 (自己負担＋保険料)	内服薬 2万5400円	内服薬 582円 ↓

血糖値、ヘモグロビンA1cとともに、Aさんの検査データでもう1つ、改善した値があります。退院後、血液中のCRP（C反応性タンパク）という物質の値が半減したのです。

あとでもお話ししますが、CRP検査は、体の中で起きている炎症の度合いを見るために行われます。AさんのCRP値は入院日には0・35mg／dℓで、歯周病が進行していると、このぐらいの値になります。それが、退院1カ月後には0・16mg／dℓと半分以下に下がったのです。

このことから、**歯周病の治療により体内の炎症状態が改善し、それによって血糖値が低下**したと考えられます。入院して行った食事療法や運動療法の効果もあったのでしょうが、劇的な改善のきっかけになったのは、歯周病治療だったのです。

Aさんのインスリン注射による医療費は、お薬代だけで毎月2万5000円以上でしたが、歯周病の治療後は、お薬代だけで見ると毎月500円少々。当初の50分の1です。私もこれには驚きました。

そして「いままで自分は一体何をしていたのだろう?」と猛反省しました。Aさんのためと思い、高額ではあるものの最強で最良のインスリン治療を提供しているつもりでした。でも、私が本当になすべきことは、**Aさんを歯医者さんに紹介すること**だったのです。

歯のまわりと内臓脂肪で同じことが起きていた!

● 歯周病とは「お口ボヤ」が起きている状態

なぜ歯周病の治療をすることで、Aさんの糖尿病は良くなったのでしょうか。

そのカギになるのが「**慢性炎症**」です。体の中でくすぶっている「慢性炎症」（Aさんの場合は歯周病）を見つけだし、その火種を消してあげないと、最強と言われるインスリン治療を行っても糖尿病は良くならないのです。


糖尿病と歯周病は、「慢性炎症」を通してつながっています。

歯周病が「慢性炎症」の1つであることは、イメージしやすいでしょう。

歯周病とは、「歯肉炎」と「歯周炎」という、外からやってきたバイ菌が歯のまわりに感染することで起こる病気です。**お口の中でボヤ――火事までは至らない――が起きている**状態にたとえられます。大きな火事ならすぐに消火されますが、小さなボヤはそのまま放っておかれ、くすぶり続けます。このずっと続くボヤが「慢性炎症」なのです。

お口が臭いときは、歯のまわりでボヤが起きています。また、歯周病の人は、体力が弱ったとき「歯が浮く」ようなことがあります。風邪やインフルエンザのような熱が出るわけではないのですが、この歯のまわりの浮く感じが、まさに慢性炎症なのです。

慢性炎症の影響は歯ぐきだけにとどまりません。あとでもお話しするように歯周病菌などのバイ菌は、歯ぐきを通して体の血管に入りこみます。このときにボヤの煙とも言うべき**悪玉ホルモン**（**炎症性サイトカイン**と言います）が出て、さまざまな「悪さ」を働くのです。

●内臓脂肪がたまると「お腹ボヤ」が起きる

では糖尿病は「慢性炎症」とどう関係しているのでしょうか。

内臓脂肪をたっぷりためこみ太った人が糖尿病、脳梗塞、心筋梗塞などになりやすいことは、みなさんもよくご存じでしょう。

実はこれらの病気が、**内臓脂肪の「慢性炎症」によって引き起こされる**ということが、医学界でも最近ようやく言われ始めました。

お腹ボヤ（慢性炎症）が起こるメカニズムはこうです。

中性脂肪をためている脂肪細胞は、本来は丸い小型です。それが、「食っちゃ寝、食っちゃ寝」の不摂生を続けていると、細胞の中に中性脂肪の油滴がたまり続け、しまいには針で突くと破れんばかりに肥大します。そして脂肪細胞がものすごく大きくなると、人体の免疫軍団はそれを異物と認識して、悪玉脂肪細胞相手に戦争（炎症）を起こします。戦いは長期化し、ボヤ（慢性炎症）が起き、ここで悪玉ホルモンの煙が出るというわけです。

●高血圧、脳梗塞、心筋梗塞も「慢性炎症」の仕業

歯のまわりや脂肪細胞でボヤが起きたときに出る悪玉ホルモンの煙は、インスリンが効きづらい状態をつくり、血糖値を上げ、高血糖や**糖尿病**の原因になります。また、**血圧**を上げたり、**不整脈**を起こしたりもします。

悪玉ホルモンがする「悪さ」はこれだけではありません。悪玉ホルモンは血管を傷つけ、それにより血管に「プラーク」という物質がたまります（歯周病の原因である「歯垢」も同じ「プラーク」と呼ぶことに注目です）。プラークがたまると、血管は狭く固くなります。これが**動脈硬化**です。

動脈硬化が起こると、血栓ができやすくなり、はがれた血栓が脳の血管に詰まると**脳梗塞**、心臓の血管に詰まると**心筋梗塞**になります。

昔は、太った人のお腹はたんなる脂肪の塊だと思われていました。それが実は、ただ

●内臓脂肪とお口の慢性炎症が高血糖の原因になる

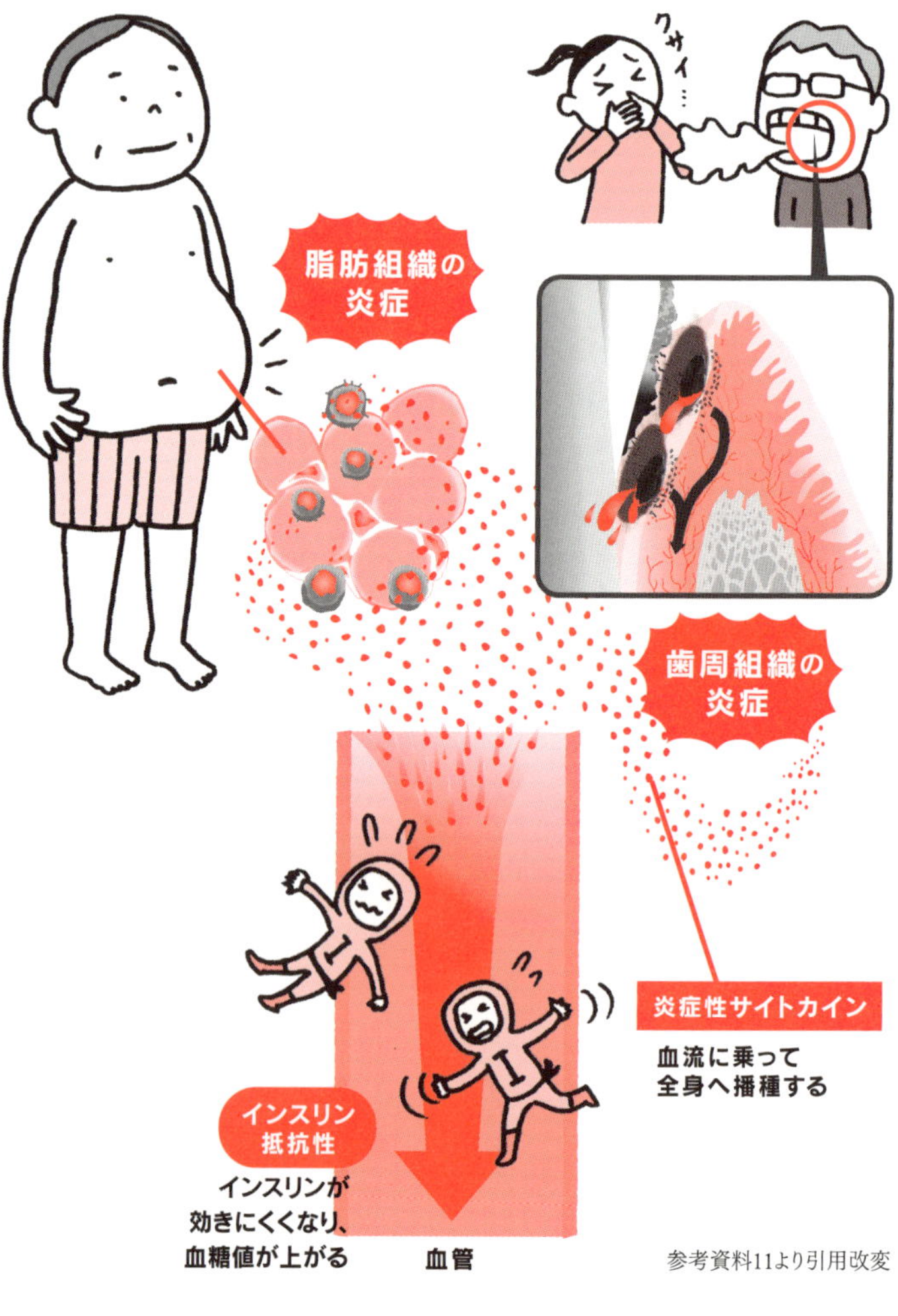

参考資料11より引用改変

の〝脂身〟ではなく、**人体でも最大の悪玉ホルモンをつくる工場**だということがわかってきたのです。

お父さんのお腹まわりのサイズがもし85センチを超えていたら（お母さんは90センチ）、内臓脂肪がボヤを起こし、そのボヤから悪玉ホルモンがたくさん出ていることをイメージしてください。

以上のように、歯のまわりで起きているボヤも内臓脂肪で起きているボヤも、原因は違うものの、同じ「慢性炎症」で、どちらも高血糖や糖尿病の原因になっているのです。

気づかれないまま長く続くから恐ろしい

厄介なのは、歯周病で歯が浮くときも、太ってお腹がポンと出たときも、39〜40℃の高熱は出ない、ということです。

神様が人間の体を、お腹が出てくると毎日40℃の発熱が続くようにつくっておられたら、メタボや糖尿病がここまで増えることはなかったかもしれませんが、残念ながらそうはなっていません。歯周病も糖尿病も、小さなボヤで発熱も痛みもないので、**気づかれないまま、3年、5年、10年と長く続きます**。それが恐ろしい事態を引き起こします。

ボヤを起こすときに出る悪玉ホルモンは、血管にダメージを与えます。あとでもお話しするように、血管の傷みは、老化を加速させる最大の原因です。

大火事が起きても短時間で消火すれば血管へのダメージは少なくて済みます。これに対して、たとえ小さなボヤであっても、長く続くと血管に与えられるダメージは非常に大きくなります（動脈硬化）。それにより、健康寿命が損なわれるのです。

歯周病と糖尿病は「コインの裏表」

歯周病と糖尿病は「慢性炎症」でつながっているので、**歯周病が良くなると糖尿病が**

●歯周病と糖尿病の負のスパイラル

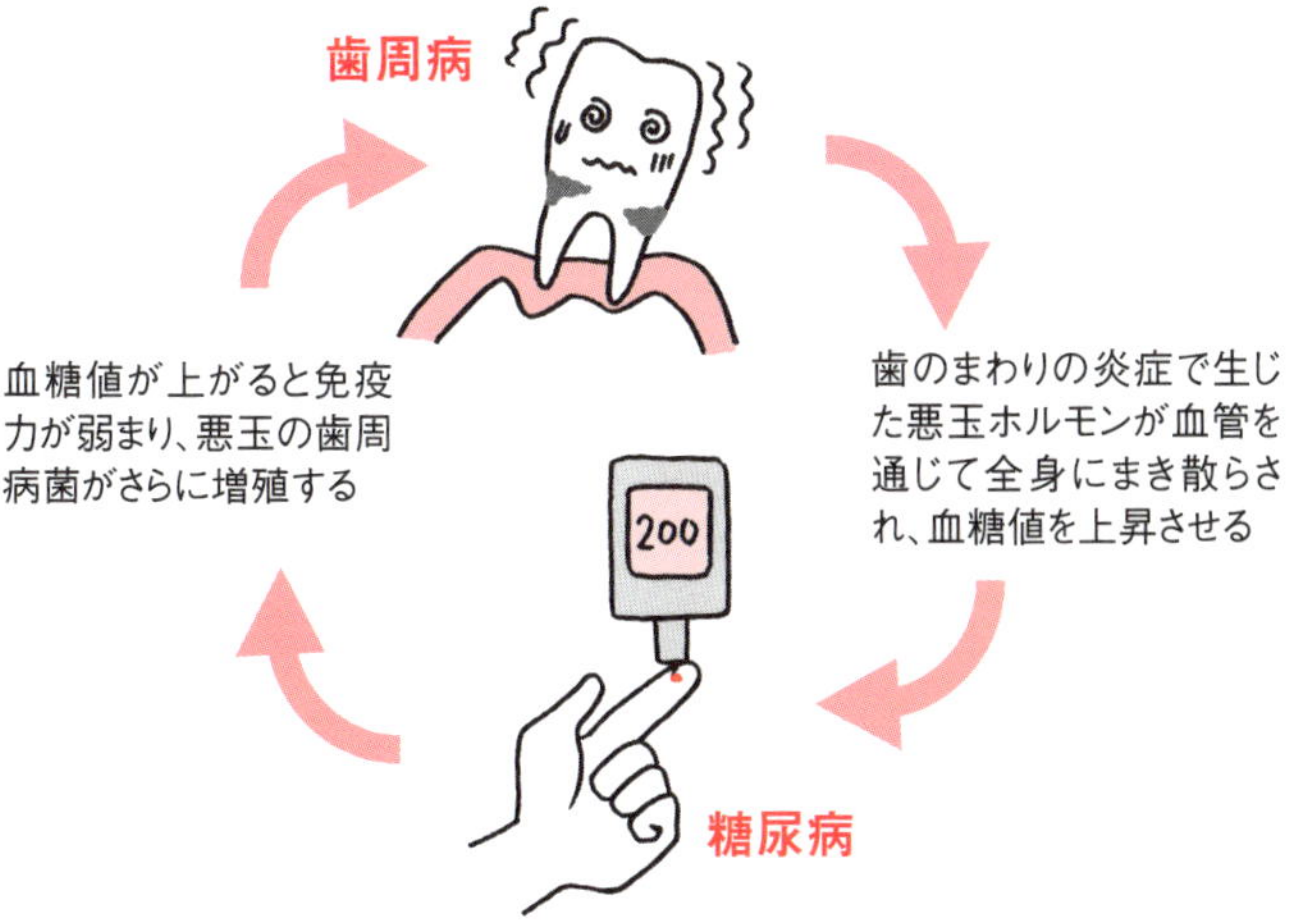

●歯周病と糖尿病の正のスパイラル

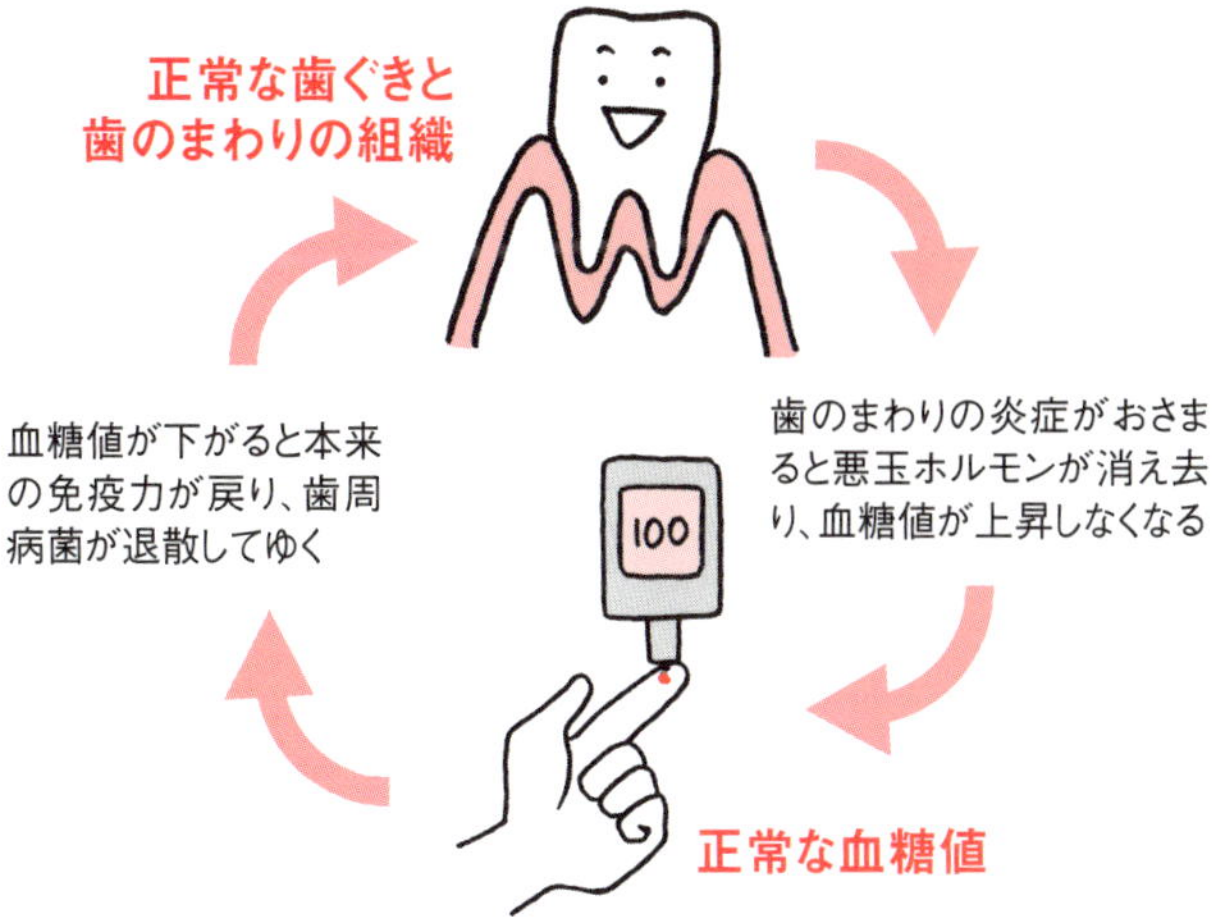

良くなったり、糖尿病が良くなると歯周病もおさまったり、という関係にあります。歯周病と糖尿病は「コインの裏表」とお話ししたのは、こういうことなのです（前ページの図）。

Aさんの場合、歯周病という慢性炎症を改善したことで、インスリン注射をしなくても自前のインスリンが本来の効き目を発揮できるようになり、血糖値が下がったと言えます。「はじめに」でお話しした私の体験も、歯周病という慢性炎症が抑えられたために、体の中にあるたくさんのボヤが消えてくれたと言えるでしょう。

痛みもない、熱も出ない「慢性炎症」

ここまで「慢性炎症」についてお話ししてきましたが、そもそも「炎症」とはなんでしょうか。

炎症が起こるきっかけは、外からやってきたバイ菌や、ケガなどによって、皮膚や粘膜の表面が破られ、体の内部が外にさらけ出されることです。

本来、皮膚や粘膜はバリアの役割を果たし、体の内側に悪いものが入ってこないようにしています。それが、たとえば、のどがイガイガするときは、のどの表面の粘膜がはがれ、そこからバイ菌やウイルスなどが入ってきています。通常なら体内部を守るはずのバリアが、バイ菌などの悪者に乗り越えられたときに「炎症」が起こるのです。ケガをした場合がわかりやすいのですが、炎症が起きている場所は「傷口」となって赤くなり、熱を持ちます。

なぜ赤くなるかと言えば、**血液が集まる**からです。血液が傷口に集まるのには2つの理由があります。1つは**バイ菌を退治する**ためで、そこでは血液とバイ菌の戦いが起きています。もう1つは、**傷になった部分を修復する**には、止血や再生のための材料が必要だからです。その材料を提供するために血液が集まります。

この炎症が歯ぐきで起きるのが「歯周病」、のどで起きるのが「扁桃炎《へんとうえん》」、肺で起きるのが「肺炎」、膀胱《ぼうこう》で起きるのが「膀胱炎」ということになります。最近は、先ほどもお話ししたように、肝臓に付いた脂肪（肝脂肪）や腸管に付いた脂肪など、内臓脂肪が起こす炎症（お腹ボヤ）が大変な「悪さ」をするメカニズムが明らかになり、話題を呼んでいます。

インフルエンザや肺炎など、高熱を出す炎症が体の中の「**大きな炎症**」だとすれば、痛みがなく熱の出ない歯周病やお腹ボヤは**小さな炎症**です。局所的に小さな炎症が続いているだけでは熱が出ません。そのせいでかえって長引き、「慢性炎症」へと発展してしまうのです。

大きな炎症は命に関わるという意味で危険ですが、治療を行えば短期間でおさまるのが普通です。インフルエンザや肺炎が1年も続いたという話は聞いたことがないでしょう。

いっぽう、歯周病やお腹ボヤは「慢性炎症」であり、**5年、10年と長く続くことで、健康寿命を損なう**可能性が高くなります。この意味では、**歯周病やお腹ボヤのほうが怖い**とも言えるのです。

人は血管とともに老いる

真新しいホースはしなやかで軟らかいですが、水栓につなげて直射日光の当たるところに放置していると、数年経つうちに硬くなりヒビ割れ、水が漏れ始め、最後は使えなくなります。この原因は太陽の紫外線にあります。紫外線がホースを硬くし、ヒビ割れを起こすのです。

人の血管も同じです。血液の中に糖分があふれるようになる（血糖値が上がる）と、お日様の紫外線と同じように、動脈硬化を招きます。血糖値が高い状態は血管をどんどん傷つけていきます。これが血管の老化です。

いっぽう、**100歳以上で元気な人の血管は若々しい**ことが明らかになってきました。つまり動脈硬化を起こしていないわけです。NHKのテレビ番組で長寿の秘訣が特集されたとき[*12]、100歳以上の人の長寿の理由を探る中で出てきた大動脈の写真に私は驚きました。
108歳で亡くなった蟹江ぎんさんのものだったのですが、白くて傷んでおらず、ピカピカなのです。

「**人は血管とともに老いる**」という言葉は、イギリスの医師トーマス・シドナム（1624〜1689）による名言です。

逆もまた真なりで、血管が若々しければいつまでも若々しくいられるということです。高齢者でも若々しい人がいらっしゃいますが、共通するのは顔色が良いことです。顔色が良いのは、顔の血管が生き生きと活発に循環している証拠です。

糖尿病の「シメジ」と「エノキ」

糖尿病にはさまざまな合併症があります。そのなかで、糖尿病の患者さんだけに見られる合併症は、**「糖尿病神経障害」「糖尿病網膜症」「糖尿病腎症」**の3つで、3大合併症と呼ばれます。神経・目・腎臓の頭文字をとって「**シメジ**」と覚えておくといいでしょう。これらはどれも、**細い血管**へのダメージにより生じます。

さらに、高血圧や高脂血症などほかの病気の患者さんにも見られる、命に関わる合併症として、**「末梢動脈疾患（壊疽《えそ》）」「脳血管障害（脳梗塞・脳出血）」「心血管障害（狭心症・心筋梗塞）」**があります。壊疽・脳梗塞・狭心症の頭文字をとって、こちらは「**エノキ**」で覚えてください。これらは、**太い血管**へのダメージにより生じます。

このように見ると、糖尿病とは全身の血管が傷む「**血管病**」だと言うことができます。

そして糖尿病の合併症として新たに加えられたものが、歯周病です。

これは私の個人的見解ですが、糖尿病の合併症が血管病であるという観点に立てば、**歯周病もまた血管病**ととらえられるのではないでしょうか。

歯や歯肉は、血管がきわめて豊富な組織だからです。

元気に老いるためには血管が生き生きしていないといけません。化粧品に高いお金を払うよりも、生き生きした血管を目指しましょう。血の巡りが生き生きすれば、お顔もツルツル、光ってきます。
そして**動脈硬化は遺伝の影響が大きい**ので、血のつながった家族に心筋梗塞や脳梗塞、腎臓病が多い人は、自分も将来かかる可能性があることを知り、若いうちから気をつけていただきたいと思います。

「慢性炎症」はお口からやってくる

●「ぴんぴんコロリ」と「ねんねんコロリ」の分かれ目

年をとっても病気で寝つくことなく、最後はコロリと死んでいく「**ぴんぴんコロリ**」という言葉は聞いたことがありますよね。

では「**ねんねんコロリ**」はどうでしょうか。

「ねんねんコロリ」とは「ぴんぴんコロリ」の反対語です。「ねんねん」したままで逝くという意味で、ベッドの上で寝たきりになった状態のまま亡くなることを指します。

どちらが良いですかと聞かれれば、ほとんどの人は「ぴんぴん」を選ぶはずです。しかし日本人の場合――とくに女性は――、寝たきりの期間が平均で10年近くに及ぶというデータがあります。ポックリ逝くのは、現実にはなかなか難しいのです。

私は、「ぴんぴん」で逝くか「ねんねん」で逝くのかを決めるのは、**「慢性炎症」の有無**だと考えています。私の予想では、これからの医療のポイントは「慢性炎症」を予防・改善できるかどうかにあります。

お口は「命の入り口」であり「病の入り口」

では、どうやって体の「慢性炎症」、ボヤを消していけばいいのでしょうか。

そのカギになるのが、**お口のケアと歯周病治療**なのです。

お口は食べ物の入り口であるという意味では「**命の入り口**」ですが、バイ菌の入り口でもあるので「**病の入り口**」にもなってしまいます。お口をケアしてバイ菌の侵入を防ぐことは、慢性炎症に対処する際のカギになります。「**口は禍《わざわい》のもと**」とは良く言ったものです。

2017年5月、NHKテレビの番組で、「慢性炎症」が特集されました。*13 「慢性炎症」の知識が一般の人に広まるのは喜ばしいことですが、1点、とても残念なことがありました。

それは、「慢性炎症」の原因として**肥満**、**お酒**、**ストレス**、**タバコ**、**糖尿病**、**加齢**などが紹介されていたのですが、歯周病は含まれていなかったことです。

「慢性炎症」の原因はもちろんさまざまです。肥満や飲酒、ストレスなどによっても「慢性炎症」は生じます。でも私は、日本人が慢性炎症になる最も大きな原因は、お口にあると考えています。

こんなに怖い歯周病

歯周病を放置したり、お口のケアを怠ったりすると、どんなに恐ろしい事態になるか。実際にあったいくつかのケースをご紹介しましょう。

重症の肺炎で命の危険にさらされたBさん

29歳の女性Bさんは、24歳のときに1型糖尿病（ここまでお話ししてきた2型と違い、すい臓のβ細胞が突然破壊されてしまう特殊な糖尿病）の診断を受け、それ以降インスリン治療を行っていました。

Bさんの通院は不定期で、インスリン注射も自分の判断で中断することがあり、ヘモグロビンA1cの値も18パーセントと、血糖コントロールがきわめて悪い状態でした。ある日熱を出し、食事もとれなくなったため、インスリン注射を打たないまま放っておいたそうです。するとその後、高血糖がひどくなり、糖尿病ケトアシドーシスを併発しました。糖尿病ケトアシドーシスとは、極度にインスリンが欠乏したときに起こる状態で、放置すれば意識を失い死に至る危険があります。

Bさんは自宅で昏睡状態に陥っていたところを、幸い家族に発見され、救急車で病院に搬送されました。Bさんの左右の肺はともに重症の肺炎を起こしていて、多発性肺化《たはっせいはいか》膿症《のうしょう》と診断されました。さらに敗血症も併発し、命の危険にさらされたのです（敗血症とは、細菌の侵入が原因で起こる全身感染症で、生命を脅かす臓器障害が生じます）。

集中治療室（ICU）での人工呼吸管理、抗菌薬投与、インスリン投与などを行ったところ、奇跡的に一命を取り留めることができました。

もともとBさんの血糖コントロールが悪い状態にあったとはいえ、29歳の若さで多発性肺化膿症という死に至るほど危険な病気を発症することは、普通では考えられません。何らかの感染源があったはずです。

その感染源は、Bさんが回復してICUを出た後に明らかになりました。Bさんは、かつての私と同様、長い間歯科医院を訪れておらず、**むし歯や歯周病を放置していた**のです。

そのため、歯周ポケットの中にいた歯周病菌が血液を介して左右の肺に行きわたり、多発性肺化膿症を引き起こすきっかけになったのではないかと考えられます。体内の血液はすべて肺に一度集まるので、血液に細菌が侵入すると肺に届いてしまうのです。

20代の若い患者さんでも、複数の悪条件が重なることにより、歯周病などの「ちょっとしたお口の感染症」から、命を脅かすほど重症の感染症を引き起こすことがあるのです。

●インプラント周囲炎から骨髄炎になったCさん

Cさんは71歳の女性です。左人工股関節再置換手術（人工関節を入れ替える手術）のために整形外科に入院しました。糖尿病の治療中でもあったので、手術前に糖尿病内科にも紹介されました。私がそのときの外来主治医でした。

Cさんは糖尿病の薬を1つ飲んでいましたが、ヘモグロビンA1c値は5・8パーセントときわめて良好だったので、「手術に際して、血糖値にはまったく問題ありません」と、整形外科医に連絡しました。

しかし私自身を含め、整形外科と麻酔科の医師、看護師の全員が、Cさんが60歳のときに下あごにインプラントを入れていたという、重要な既往歴を見逃していたのです。

Cさんの手術そのものは成功しました。ところが術後から発熱が続き、血糖値も急上昇しました。抗菌薬を投与し、インスリン治療も行われましたが、炎症はおさまりません。手術後2週間目には、とうとう化膿性骨髄炎による敗血症を招いてしまいました。

ICUでの治療を経て、かろうじて命を取り留めましたが、なぜこのような事態が生じたのか、医療関係者全員が、わかりませんでした。

原因が明らかになったのは、手術の半年後でした。Cさんが11年前に入れた下あごの**インプラントのまわりに重度の歯周病（インプラント周囲炎）**があることがわかったのです。

インプラントはすぐに取り除かれ、それ以降、Cさんは発熱や高血糖を起こすことはなくなりました。

Cさんの場合は、インプラント周囲の細菌が、人工股関節の手術後に血液を通して転移し、骨髄炎を発症させたと考えられます。

手術前のCさんの血糖値は正常レベルであり、常識的に考えるならリスクは存在しませんでした。しかし、手術によるストレスを契機に、それまでインプラント周囲の細菌を抑えこんでいた免疫の力が弱まってしまったのでしょう。そこから全身に感染が広がり、化膿性骨髄炎を併発してしまったわけです。

このようにインプラント手術が成功したとしても、将来周囲炎を発症すれば、10年以上後でも命に関わる感染症を引き起こすことがあるのです。

お口のケアは命の分かれ目

●「震災後肺炎」はなぜ起こるのか

BさんやCさんはやや特殊なケースではありましたが、これからお話しする「震災後肺炎」は、誰にとっても関係のある事例です。

「**震災後肺炎**」という言葉は、耳慣れないことでしょう。一般的には「**誤嚥《ごえん》性肺炎**」と呼ばれますが、「誤嚥性」より「震災後」という修飾語のほうが注意を喚起し、記憶に残るだろうという思いをこめ、私がつくった言葉です。

阪神・淡路大震災が起きる前から、日本では大きな地震が起こると、その後肺炎が増えるという話がありました。これが医学的に初めて検証されたのはつい最近、東日本大震災のときだったのです。

東北大学医学部呼吸器内科の大東久佳医師が、被災して泥だらけになった過去1年分のカルテやX線写真を回収し肺炎の厳密な診断をくだすことで、世界で初めて、震災後は平時に比べて肺炎が劇的に増えるという事実が明らかになったのです。*14

この研究が行われた宮城県気仙沼市では、震災後に225名が肺炎で入院し（うち8名は津波による溺水）、そのうち90パーセントは65歳以上の高齢者でした。震災後約4カ月間で、52名（気仙沼で肺炎を起こしたお年寄り全体の24パーセント）が亡くなりました。

亡くなった割合は、避難所が10パーセント、自宅が24パーセント、意外にも介護施設が45パーセントで最多でした。介護施設で肺炎を起こしたおよそ2人に1人が亡くなったことになります。

●肺炎ゼロ、死亡者ゼロだった介護施設の秘密

この論文を題材として、NHKは2014年に「肺炎急増の謎〜避難所を襲った次なる危機〜」という番組をつくりました。*15 番組中で2つの対照的な介護施設を紹介してい

ます。

1つの施設では、震災後20日間のうちに5名が肺炎を起こし、5名全員が入院先で死亡しました（死亡率100パーセント）。いっぽう、もう1つの施設では、死亡者がゼロどころか、肺炎になった人もいませんでした。両者ともに同規模の施設なのに何が違うのかと思い、私は電話をして施設長さんに直接尋ねました。

すると、「震災発生の5〜6年前から肺炎球菌ワクチンの予防接種を行う一方、近所の歯科医院と連携し、**定期的に歯医者さんが歯科衛生士さんと一緒にやってきて、入所者のお口をケア**してくれていた」のだそうです。

さらに驚いたのは、この歯医者さんは阪神・淡路大震災の教訓から、震災後の気仙沼市でも肺炎にかかる人が急増することを予測していました。そのため、自分の診療所も震災でひどい状態だったにもかかわらず、歯科衛生士さんと一緒にすぐに施設に駆けつけたというのです。電気もガスもない場所で、**ウエットティッシュなど身近な生活用品**を工夫のうえ使用し、患者さんのお口の衛生管理に努めたと言います。

こうした行動が、この施設の**肺炎ゼロ、死亡者ゼロ**につながったのでしょう。バイ菌の入り口であるお口を清潔に保つことで、その侵入を防ぎ、肺炎になるのを食い止めることができたのです。

以上のことから、災害時に、肺炎をはじめとする感染症から身を守るために、私は次の3つを提唱しています。

（1）災害時には「**お口のケアが命の分かれ目**」になると肝に銘じておくこと

（2）だからこそ、**平時から歯科医院に定期通院**してお口の衛生管理に努め、肺炎になりにくい体づくりをしておくこと

（3）いざというときに、私たちの体を感染症から守ってくれる**口腔ケア用品を、家族全員分、非常持ち出し袋に入れておく**こと

妊婦の歯肉炎が赤ちゃんの命を奪う衝撃

歯科医院に定期通院することで防げる病気はいろいろありますが、なかでも恐ろしい

ものとして「震災後肺炎」のほかにもう1つ、「**口腔子宮感染症**」について知ってほしいと思います。これも私がつくった呼び名です。お口から子宮に細菌が飛ぶことで死産や早産を招くのです。

2010年に、産婦人科の英文学会誌で次のようなケースが報告されました。[*16]

35歳のアジア人女性が、妊娠39週と5日目、あと数日で初産を迎える直前に、お腹の中の赤ちゃんが動かなくなってしまいました。慌てて大学病院を受診したところ、赤ちゃんはすでに息絶えていたそうです。その後、猛烈な悪臭を放つ羊水に続いて、臭いの染《し》みついた赤ちゃんが母親のお腹から取り上げられました。健康な人の羊水は無菌状態のため、普通なら無臭です。

母親は、出産前から妊婦さんによく見られる**妊娠性の歯肉炎**にかかっており、出血もあったそうです。妊娠中はホルモンバランスの影響で、お口の状態が悪いと歯肉炎を起こし出血しやすくなるのです。しかもこの母親は運悪く、死産の3日前に風邪をひき、38℃の熱を出していたと言います。

死亡原因を探るため、母親同意のもと、胎児の解剖が行われ、驚くべき事実が明らかになりました。胎盤、へその緒、そして赤ちゃんの肺や胃の中まで、フソバクテリウム・ネクロフォラムという歯周病菌が埋めつくしていたのです。赤ちゃんの死因は、この歯周病菌による敗血症と結論づけられました。この菌は赤ちゃんの大腸にはいなかったため、母親が発熱したわずか3日の間の感染だったと考えられます。

しかも、このフソバクテリウム・ネクロフォラムは、母親の歯と歯ぐきの間（歯周ポケット）でしか発見されませんでした。つまり、母親の歯周ポケットに住みついた菌が血液から胎盤を通って赤ちゃんに達し、死産させてしまったわけです。**ごくありふれた妊婦の歯ぐきの炎症**は、悪条件が重なることで、時として**赤ちゃんの命すら奪う**のです。

このフソバクテリウム・ネクロフォラムは、口腔内常在菌と言って、誰もがお口の中に普通に持っている菌です。これから母親になる人、お孫さんができる予定の人には、とくに知っておいてほしい知識です。

●歯垢（プラーク）はバイ菌の塊

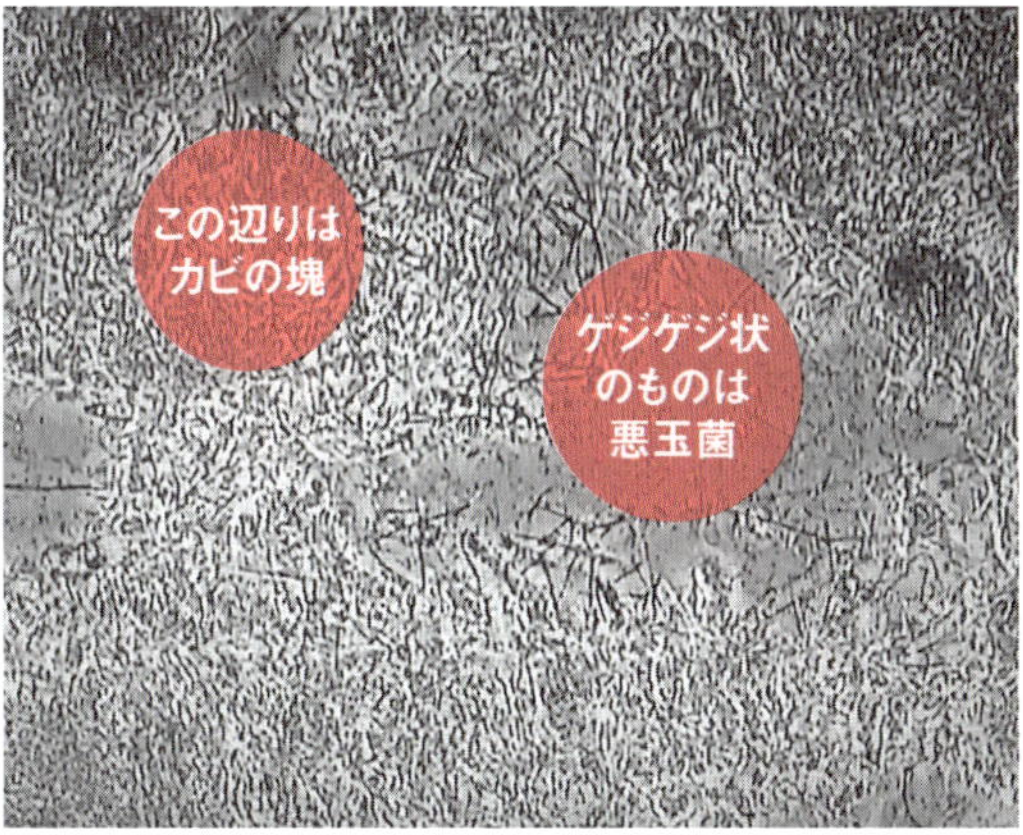
この辺りは
カビの塊
ゲジゲジ状
のものは
悪玉菌

上の写真は、私の2年前の口の中のプラークを顕微鏡で見たものです。まだ歯磨きが下手で、歯間ブラシなども使用せず、歯ブラシとデンタルフロスだけを使っていた時期です。

画面全体、バイ菌だらけです。もちろん善玉菌もいるのですが、粒々で小さいためによく見えません。ゲジゲジのように見える菌――「スピロヘータ」――をはじめとする悪玉菌を退治するために、**口の中では戦争**が起きるのです。

お口の中で免疫軍団が悪玉菌と戦う裏側では、深刻なことが起きています。それは、骨の溶解です。お口の中で戦争（慢性炎症）が長い間続くと、**あごの骨が溶け、支えていた歯がグラグラしてしまう**のです。

骨は破壊される「吸収」と、新たにつくられる「生成」のバランスでできていますが、慢性炎症が続くと、その副作用として、吸収のほうが早く進むようになってしまいます。その結果、歯を支えるあごの骨はどんどん吸収され、最後には歯が抜けてしまうのです。

そして骨は、刺激していないと衰えていきます（廃用症候群）。歯をすべて失ったあごの骨（無歯顎《むしがく》）は、食べ物を噛むことが減り刺激が少なくなるので、**さらにやせ細るという悪循環**が起きます。

日本人は50歳を過ぎた頃から、奥歯から抜けていく人が激増しますが、その裏ではこのようなことが起きているのです。


健診でチェック！　西田式CRP値の読み方

CRPが0・02以下なら健康

この章の冒頭で、糖尿病で入院したAさんが、歯周病の治療をすることでCRP値が、入院日の0・35mg／dℓから退院1カ月後には0・16mg／dℓに下がったというお話をしました。

CRP検査は、炎症の度合いを見るために行われ、人間ドックの項目にもほぼ入っているので、この数値の意味を理解することで、体内で起きている炎症の度合いを知ることができます。

一般的には、CRPの値は0・3以下が基準値とされています。人間ドックの検査結果説明書などにもそう書かれているはずです。ですから0・35というAさんの値は、通常であれば無視されるレベルなのです。

しかしヒサヤマ・スタディの研究報告によれば、本当に健康な人の炎症度合いはCRP0・02以下です。[*17] 「**CRPが0・02以下なら体の中は清浄**」と覚えてください。

●高感度CRPなら慢性炎症も見逃さない

CRPの検査はもともと、肺炎や膀胱炎、腎盂《じんう》腎炎《じんえん》など「大きな炎症」を起こしている患者の状態を見るために開発されました。そのため医師がふだん気にする値は、10や20といった、2桁の大きな数字なのです。

たとえば風邪でも、CRPは3〜5ぐらいに上がります。肥満でさえ1〜2になります。お腹の脂肪は先ほどもお話ししたように火事を起こすので、それが炎症として数値に表れるわけです。歯周病の人では0・2〜0・4ぐらいです。

私が医師になった頃はCRP検査の測定感度がいまよりも悪かったため、0・3より小さい値は正確に測れませんでした。ですが、**歯周病にかかっているかどうかの目安になる値は、0・3前後**なのです。

現在は「高感度CRP」という測定方法が開発され、0・01まで正確に測定できるようになりました。30〜40歳を過ぎたら、誰もが自分の高感度CRP値を知っておくべきです。その数値を意識することが、慢性炎症が原因で起こる**糖尿病や心筋梗塞や脳梗**

●CRP値の読み方（西田式）

清浄	0.02mg/dℓ以下	↑高感度CRP
歯周炎	0.3mg/dℓ前後	
肥満	1mg/dℓ前後	
感冒	5mg/dℓ前後	
肺炎など	10mg/dℓ以上	

塞の予防につながるからです。

従来の検査法に測定限界があったため仕方のない面もありますが、いままで医師の大半は、お口の中の炎症の重要性に気づかず、歯周病のような微小な炎症を見逃してきました。

本来なら、0・02以下でないと健康とは言えないはずなのに、0・4や0・3の値でも正常だと思われていたのです。CRP値は0・02以下を目指し、0・2や0・3であれば、肥満や歯周病がないか、その原因を探りましょう。

歯周病が治ると体に良いものが食べたくなる

患者さんの食事を責めるのは「栄養ハラスメント」

さて、先ほどのAさん。彼は退院後にも、私に貴重なことを教えてくれました。外来に再び通い出して3カ月後にこんなことを言ったのです。

「先生、**歯周病を治療してもらったら、ご飯が美味《おい》しくなった**。入院する前は、やたらと脂っこいものや甘いもの、味が濃いものばかり欲しかったけれど、歯周病が良くなったらご飯や野菜、納豆の美味しさがわかるようになったよ。すると自然にやせてきたし、不思議と体も動かしたくなってきた。最近はフットサルも始めたよ」

私はここで初めて気がつきました。糖尿病に悪い、味の濃いジャンクフードばかりAさんが食べていたのは、**味がわからなかったから**なのだ、と。歯周病治療をきっかけに

●健康な味覚と咀嚼は健康なお口に宿る

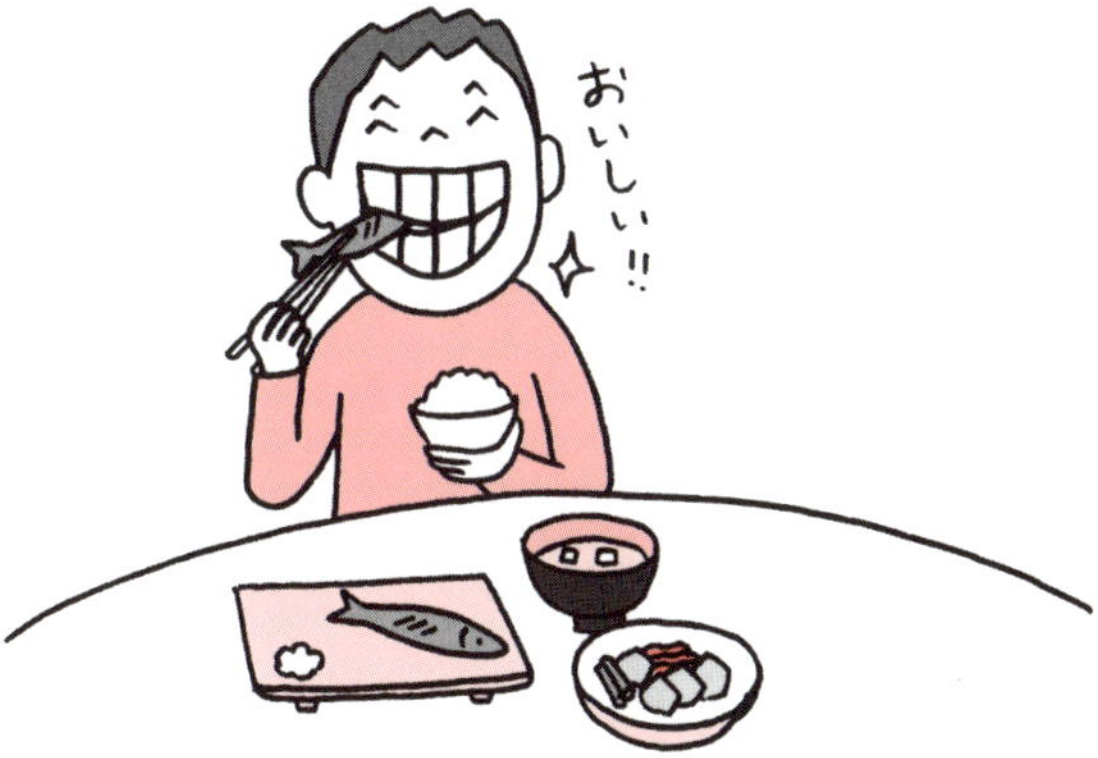

歯周病と糖尿病がともに改善することで、味覚が戻ってきたのです。

これは、よく考えてみると当たり前の話です。先ほどもお話ししましたが、たとえば味覚障害がある人は、お魚や味噌汁中心の和食を食べても、味がわからず美味しく感じません。だからラーメンやカレーなど、味の濃い食べ物に走ります。

味覚障害の原因の1つは、唾液の量が減ることです。唾液の量が減る原因の1つは、噛まないことです。歯周病が悪化して歯がグラグラしている人や奥歯がすでにない人は、野菜も噛めません。軟らかいもの――おそば、果物、アイスクリームなど――ばかり食べるようになるのは当たり前と言えるでしょう。

ところが糖尿病専門医や栄養士は、かつての私のように、「糖尿病に悪いものばかり食べる患者さん自身が悪い」、と考えてしまいがちです。その人の性格の問題で片付ける傾向があり、言うなればこれは「**栄養ハラスメント**」です。

実際は、噛める歯を誰もが持っているわけではないのに、医師や栄養士は味覚が正常できちんと噛めることを前提に、患者さんに指導しているのです。

● 健康な味覚と咀嚼は健康なお口に宿る

健康な味覚と咀嚼《そしゃく》は健康なお口に宿ります。お口の状態が悪ければ味覚は鈍くなり、奥歯や前歯がなかったり歯周病がひどい状態だったりしたら、きちんと噛むことができません。糖尿病の治療を進めるためには、まずは健康なお口であることが大前提なのです。

健康なお口こそがすべての土台です。健康診断で糖尿病、もしくは糖尿病予備軍と診断された人は、内科の早期受診と併せて、ぜひ歯医者さんに行ってください。そして、糖尿病になりたくない人も、ぜひ、定期的に歯医者さんに行ってください。

毎週末の講演でこういう話をしていたところ、日本経済新聞ビジネスリーダー編集長の小板橋太郎さんがわざわざ松山まで取材に来て、記事にしてくれました。電子版に掲載されたその記事のタイトルは「糖尿病を予防したければ歯医者へ行け」*18。

糖尿病と歯周病の深い関係をはじめ、歯周病の実態がお口の感染症であること、専門的なお口のケアは入院日数を減らす効果があること、歯周病の治療が体内の炎症を退散させ、血糖値改善をもたらすことなどを紹介しています。

折しもこの記事が掲載されたのは、アメリカ大統領にトランプ氏が当選した翌週でした。そのため全記事の週間アクセスランキングの1位と2位は大統領選についての記事でしたが、なんと3位が、この「糖尿病を予防したければ歯医者へ行け」だったのです。掲載日には編集長のもとに「早速、歯医者に行きます」との声が寄せられたと言います。

糖尿病と歯周病の関連をテーマにした記事がこれほどまでに世間の興味を引いたことは他のメディアからも注目され、「週刊ポスト」では後追い記事が掲載されたほどでした。「糖尿病と歯周病」には、日本国民の心を動かす、不思議な力があるようです。

「後ろ向き」の医療から「前向き」の医療へ

Aさんとの出会いは、私が医療のあり方について考える大きなきっかけになりました。

たとえば歯周病と糖尿病は、生活習慣病とも呼ばれています。でも、この「生活習慣病」という表現は、はたして適切なのでしょうか。

生活習慣病というネーミングには、「あなたの生活習慣が悪いから病気になった」という、**患者さんに責任を植え付ける響き**があります。

しかし、Aさんが味覚を取り戻したエピソードでもご紹介したように、個人の努力ではどうすることもできない、現代日本の社会環境そのものが、病気を引き起こす一因となっているのです。だから私は**「生活習慣病」ではなく「社会病」**と名づけました。

社会病の影響は、人間だけにとどまりません。たとえば、最近は歯周病になり歯を失う犬が増えています。その理由は、犬自身が歯を磨かなかったからではありません。人間社会の中でペットになり、軟らかいドッグフードを与えられることによって、犬は歯周病になるのです。その責任は犬にはありません。

私がこのように考えるようになった背景には、自身の苦い経験があります。

大学病院に勤務していた頃、外来で私は、「あなたは食べすぎです」「血糖値が今日も高いですね」「このままだと目が見えなくなり、人工透析になって、心筋梗塞、脳梗塞、壊疽を起こしますよ」などと、糖尿病の患者さんに対して山ほどの脅し文句を並べていたのです。そこには、個人的な怒りの感情も混ざっていたと思います。

しかしそういう「後ろ向き」の言葉は、かえって患者さんを自暴自棄にさせてしまうものです。「そんなにガミガミ言うなら、もう診てもらわなくていいよ。好きなものを好きなだけ食べてやる！」というように。

もちろん、本当のこと――歯周病や糖尿病の恐ろしさ――を知っておく必要はありません。しかし、医師が「後ろ向き」の言葉を投げかけるだけでは、患者さんは治療に前向きに取り組むことができません。信頼関係も当然生まれません。

私は医師になって30年になりますが、**「後ろ向き」の言葉が発する毒は、必ず自分に返ってくる**ことを学びました。そして、いまでは、すべての後ろ向きな言葉を前向きな言葉に切り替えていくように努力しています。

たとえば不規則な食生活をしている人がいたら、ただ問題を指摘するのではなく、「どうして遅い時間に食事や間食をとらざるをえないのか」「なぜ帰宅が遅くなってしまうのか」、丹念にその理由を探るのです。そうすると私たち自身が暮らす24時間社会の問題に突き当たり、自然とその人に対して共感し、寄り添う気持ちが湧いてきます。

そうすれば、患者さんへの言葉がけは「そういう責任ある仕事を任されていたら帰宅時間が遅くなるのも当然ですよね」「夜中に働いていたら、途中で甘い物だって食べたくなりますよね」「でも夜遅い食事や間食は、○○さんのすい臓を痛めつけて、血糖値も上げてしまうんです。これからは1時間でも早く晩ご飯を食べるようにしてみませんか」などと、自然と変わってきます。「前向き」の言葉は患者さんだけでなく、医師をも幸せにします。

こうした経験から、私は**「前向き」な治療**とは何かを真剣に考え始めました。

次の第3章では、ロイテリ菌という乳酸菌をご紹介しますが、これは不毛な後ろ向きの戦いを避けるために必要な、まさに「前向き」な乳酸菌です。第4章でお話しする歯磨きの方法も、「前向き」な歯ブラシや「前向き」な歯磨き剤を選んでご紹介しています。

第２章のポイント

☑ お口や内臓脂肪で起きている、痛みも発熱もないボヤ＝慢性炎症が、糖尿病や高血圧、不整脈、脳梗塞、心筋梗塞などの病気を引き起こします。

☑ 「ＣＲＰ値」が「０・０２」を超えていたら、慢性炎症が起きているかもしれません。要チェック！

☑ 慢性炎症はお口から。慢性炎症対策は、まず歯周病の予防と治療から始めましょう。

第3章

お口に花を植えましょう

お口の中には700種類の善玉菌と悪玉菌

歯周病がどんなに恐ろしい事態を全身に招くか、日常的なお口のケアがどれだけ大切かについては、前章までの内容でおわかりいただけたと思います。

では私たちは具体的に、どうやって歯周病の悪いバイ菌（悪玉菌）に対処していけばいいのでしょうか。悪玉菌をお口から追い出すにはどうしたらいいのでしょうか。歯科医院での定期的なチェックとプロによる清掃はもちろん必要ですが、それ以外に、日々の生活の中で1人ひとりが気軽に取り組める方法があれば、誰もが知りたいですよね。

そこでこの章では、いまむし歯や歯周病治療で注目されている乳酸菌――ロイテリ菌と言います――についてお話しします。

●クリニックにお花を植えたら近くの道端まできれいに

最初に、お口とは関係ないように思える話から始めます。

私のクリニックのエントランスには花壇、小さなお花畑がしつらえてあります。来院される方々をお花でお迎えしてはどうかという、仕事で花を扱う妻からのアドバイスもあり、シーズンごとにお花を入れ替え、いつも美しい花々が咲いています。

私のクリニックの近くには公園があります。クリニックを開業した当初、その公園は雑草が生え、近くの道路にはゴミも散乱していました。夜になると若者がやってきてファストフードの食べ残しやペットボトルを捨てていくからです。ですから私は毎朝のようにゴミ拾いをしていました。

クリニックを開業してしばらく経った頃、なんと公園にもうちと同じようなお花畑が出現したのです。もちろん、妻や私が何かを言ったわけではありません。近所の人たちが自発的に、草抜きをし、花を植えてくださったのです。それによって自然と、ゴミのポイ捨てもなくなりました。

私は本当に驚きました。エントランスにお花を植える、落ちていたゴミを拾う、ただそれだけの行動を通して近所の人たちが、「ここもきれいにしようよ」ということで公園を掃除してくださり、ついにはお花畑まで誕生したのです。

悪玉菌は善玉菌がいないと生きられない

クリニックにお花を植えることで、汚かった近所の公園や道端がいつの間にかきれいになったというエピソードは、実はお口の環境についても当てはまります。

細菌には**善玉菌**と**悪玉菌**があります。お口の中にももちろん、善玉菌と悪玉菌が住んでいます。その数、約700種類と言われています。

善玉菌は、私たちを助けてくれる細菌です。いっぽう悪玉菌は、いろいろな「悪さ」をします。炎症を起こすことも、悪玉菌だからこそできる「悪さ」です。

歯周病とは、お口の中の悪玉菌と免疫軍団の戦いによって生じる炎症のことです（第2章参照）。ところが——これがおもしろいところですが——**悪玉菌はいくら強くても、自分たちだけでは生きていけない**のです。

人間社会にたとえて、悪玉菌を暴力団員、善玉菌を一般人とするなら、暴力団員（悪玉菌）は一般人（善玉菌）がいなければ暮らしていけないわけです。実際、暴力団だけの社会など世界中どこにもなく、一般人と一緒でなければ暴力団だって生きていけないのと同じです。

洗口剤やお薬の使用は戦争と同じ

●悪玉菌と一緒に善玉菌も死んでしまう

最近は、除菌・殺菌成分の入った洗口剤や抗生物質を使って悪玉菌を叩き潰《つぶ》す（炎症を鎮める）ことがブームになっています。これは「悪い奴がたむろしていたら、鉄砲で彼らを打ち殺そう」という考え方です。

たしかに除菌・殺菌剤や抗生物質を使えば悪玉菌たちは死ぬかもしれませんが、無差別に攻撃するので、同時に**善玉菌もたくさん死んでしまいます**。だからしばらくすると、以前と同じように悪い連中が再び力をつけてきます。

戦争と同じように、不毛の戦いはいつまでも続きます。しかしご安心ください。歯周病を引き起こす悪玉菌をやっつけるためには、**洗口剤や抗生物質よりも、はるかに強力で安全な武器**があるのです。

● 洗口剤やうがいだけでは汚れは取れない

ここで、台所にある流し台の汚れをイメージしてみてください。流し台では毎日のように洗剤を使って食器を洗います。かなりの量の洗剤を流していますが、排水口まわりのヌルヌルは決して取れないですよね。結局、タワシで磨いてヌメリや汚れを取るしかありません。タワシを使わずに1カ月放置したらどんな流し台になるか。考えただけで、恐ろしいものがあります。

流し台がタワシを頼りにするように、お口の場合も歯ブラシや歯間ブラシに頼るほうが、汚れ（悪玉菌）がはるかにきれいに取れます（第4章参照）。**洗口剤で口をすすぐだけ、うがいをするだけでは、汚れをなくすことはできません**。

洗口剤やお薬にずっと頼っていると、悪玉菌との不毛な戦いが続きます。お口の悪玉菌に退散してほしいと願うなら、**洗口剤やお薬でなく、歯ブラシや歯間ブラシに頼る**ことが最善なのです。

お花畑戦略で行きましょう
――善玉菌を増やす「プロバイオティクス」の考え方

歯周病を治すには、悪玉菌を減らす必要があります。

公園に花が咲くと、誰に言われたわけでもないのに若者は自然と夜にゴミを捨てなくなり、汚かった公園の周りはきれいになりました。それと同じように、わざわざ敵対関係をつくって戦わなくても、悪玉菌が自発的に退散していく――炎症が鎮まる――方法があります。

その方法とは、**お口にも花を植える**こと。すなわち、**善玉菌を増やす**ことです。

悪党を全部駆逐するのはさすがに難しいですが、隅のほうに追いやって悪玉菌の勢力を小さくし、お口の中を善玉菌だらけにするのです。体の中に住んでいる善玉菌をお口の中で増やすことで、体内菌のバランスは劇的に改善されます。

●お口の中の善玉菌を増やそう

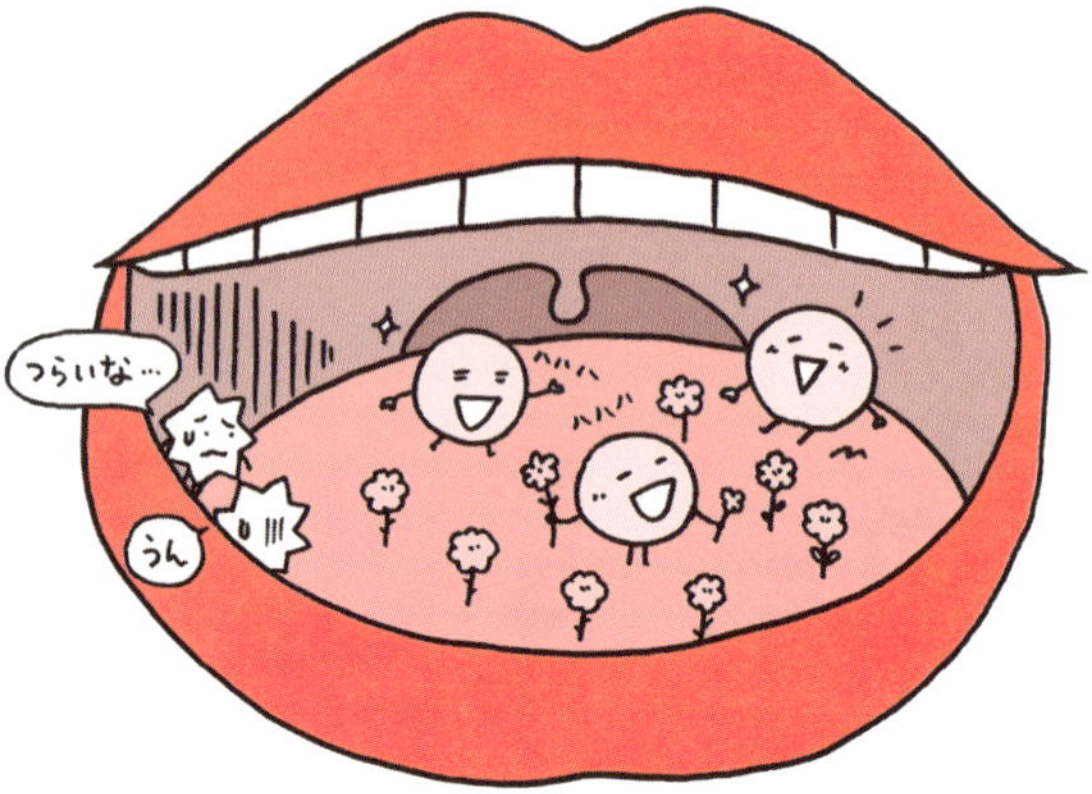

これは、ヨーロッパで生まれた「**プロバイオティクス**」という考え方です。「お口に花を植える」というのは、このプロバイオティクスに基づいた考え方です。これに対して抗生物質のことを「アンチバイオティクス」と言います。「アンチ」という接頭辞からもわかる通り、抗生物質とは戦いの武器なのです。

お口の中で戦争を続けるのか。それともお口に花を植えるのか。長い目で見れば、戦うよりも、**善玉菌の力を借りてお口の環境を整えていくほうが、ずっと安全で合理的**です。

ロイテリ菌とはどんな乳酸菌か

●自然由来、健康体由来で副作用がない

そして、戦わずして炎症を鎮めてくれる善玉菌の1つが、**ロイテリ菌という乳酸菌**です。

スウェーデンのバイオガイア社という企業が実用化した乳酸菌ですが、もともとは人間の体――乳房、あるいはお口――から発見された善玉菌です。つまり、**自然由来・健康体由来の乳酸菌**なのです。

もともと、ロイテリ菌は元気な人の体にたくさん住んでいたはずですが、母乳育児の減少や食生活の変化など、生活環境・社会環境の変化にともなって、悪玉菌の勢力が拡大し、体の外へ追いやられてしまいました。

現代人の体にも、自前のロイテリ菌が全然ないわけではないのですが、量がきわめて少なくなっています。ですから、補ってあげることで初めて、善玉菌が増え、体内の細菌のバランスが良くなっていくのです。

私はこのロイテリ菌を多くの人にすすめたいと思っています。**自然由来で副作用がない**ことはもちろんですが、ほかにも理由があります。それは**科学的な裏付けが非常にしっかりしている**ことです。

ロイテリ菌を摂取すると、プラセボ（偽物の薬）を摂取したときと比べて明らかに身体症状が改善するという研究が、世界各地から報告されています。残念ながら日本の医学界ではあまり知られていないのですが、ロイテリ菌の学術論文は500件以上にのぼります。

科学的に裏付けられた効果と安全性

日本では、乳酸菌というと一般的には腸に作用する、腸のための善玉菌と思われることが多いようです。しかし、乳酸菌の効果はもっと多様です。腸だけに影響するわけではありません。ある種の乳酸菌は、**お口の中でむし歯や歯周病菌の働きを弱める**ことが明らかになっています。

そして乳酸菌にもさまざまな種類があります。日本古来のお漬け物にも乳酸菌が含まれていますし、最近は、日本の企業や研究施設で実用化される乳酸菌も増えてきました。スーパーマーケットの乳製品売り場に行けば、ヨーグルトの種類だけでも数え切れないほどあります。

日本人は世界の中でも、乳酸菌を比較的たくさん摂取している国民だと言えるでしょう。ただ、臨床研究（人間を対象にした研究）の歴史という点で眺めると、蓄積された研究データが、世界と比較すると圧倒的に少ないのです。

これに対して、スウェーデンで研究されたロイテリ菌には、**全世界の2万人近い人を対象にした臨床研究の裏付け**があります。世界中から集められた乳酸菌の中から、**本当に安全で効果に間違いがないと確認されたもの**、それがロイテリ菌なのです。

●腸だけでなく歯周病にも効く

最近、テレビや雑誌、ウェブ情報などを通して、「**腸内フローラ**」という言葉を聞く機会が増えました。「フローラ」は細菌集団を指す専門用語ですが、私流に言い換えれば「お花畑」です。「腸内フローラ」とは腸の中にある細菌集団のことですが、お口の中にも「**口腔内フローラ**」が存在しています。

ロイテリ菌は、先にお話ししたように、戦わずして炎症を鎮める乳酸菌です。したがって「腸内フローラ」にも「口腔内フローラ」にも、どちらにも良い影響をもたらします。

「腸内フローラ」への良い影響とは、腸内環境のバランス回復を意味しますし、「口腔内フローラ」への良い影響とは、歯周病などの炎症が抑えられることを意味します（実際、**歯周病や消化器疾患において、ロイテリ菌を摂取することで症状が改善・緩和**されたという研究成果が出ています）。

しかも、人間由来のロイテリ菌には、**人の体に馴染みやすい**という特徴があります。生きてお口や腸に届くと、ずっと住み続けてくれるのです。

私自身も、このことを実感しています。ロイテリ菌をとるようになって最初の変化は、ウンチのにおいが変わったことです。家族も驚くほど、ウンチが臭くなくなりました。

ほかの乳酸菌をいくら食べてもこのようなことはなかったので、「ああ、ロイテリ菌が自分の腸まできれいにしてくれているんだな」という実感がありました。

善玉菌と言われる乳酸菌の多くは、腸まで届かずに死菌となります。その点、ロイテリ菌には、胃酸や胆汁に強いという特徴があり、**生きて腸まで届きやすい**のです。ウンチのにおいが変わるということは、「腸内フローラ」が生まれ変わっていることを意味します。お口と腸は1本の管でつながっています。口腔内フローラが腸内フローラに影響を与えることは当然と言えるでしょう。

「赤ちゃんの夜泣きにロイテリ菌」はヨーロッパでは常識

ロイテリ菌の効能には、ほかにもアトピー性皮膚炎の改善や、誤嚥性肺炎の予防などいろいろありますが、私が強調したい効果を1つ紹介します。

それは「**赤ちゃんの夜泣きに効く**」ということです。

みなさんは、赤ちゃんの夜泣きは当たり前だから仕方がない、止めることなど無理、と思っていないでしょうか。

でも実は、「泣く子は育つ」と言われるのは日本だけ。欧米では、赤ちゃんが「泣くのには理由がある」と考えます。

赤ちゃんの夜泣きは、専門用語では**乳児疝痛《せんつう》**と呼ばれるものの症状です。

赤ちゃんはまだ言葉が使えないので、「ここが痛い」とか「あそこが苦しい」などと訴えることができません。ですから厳密に言えば「予想」でしかありませんが、さまざまな研究の結果から、乳児疝痛は赤ちゃんの腸内フローラのバランスが崩れることで生じることが明らかになってきました。つまり、夜泣きの大きな原因は、お腹の痛みだったのです。

お腹の中の悪玉菌が増えすぎて悪さをすることで痛みが生じ、赤ちゃんは夜泣きをします。ところが、痛みを和らげてあげたくても、赤ちゃんなので抗生物質などのお薬は使えません。けれどもロイテリ菌なら、母親のおっぱいの中にいた人間由来の乳酸菌なので、赤ちゃんにも安心して投与できます。

実際、**夜泣きする赤ちゃんにロイテリ菌を投与したところ、夜泣きの時間が以前の4分の1に減った**という研究成果が報告されています。*19 この臨床研究は、二重盲検法（医師と被検者が、ともにロイテリ菌か偽薬かを知らないまま実験をし、結果を統計的に判定する方法）という、非常に厳密な方法で実施された結果なので、学問的に信頼できます。

ヨーロッパでは、ロイテリ菌は一般家庭にも広く普及しています。日本ではまだ聞いたことがないでしょうが、ヨーロッパの乳児の母親の間では、夜泣き予防のためにロイテリ菌を使うことはすでに常識になっているのです。お母さんの乳首にロイテリ菌液を少し塗ってから、赤ちゃんにおっぱいを飲ませるのだそうです。

欧米でできることが日本でもできないはずはありません。これからお母さんになる女性には、赤ちゃんの夜泣きを減らし子育てを楽にするためにも、ぜひロイテリ菌の存在を知っておいてほしいと思います。

また、災害などが起きたときにも、ロイテリ菌は実力を発揮するはずです。乳児を持つお母さんにロイテリ菌を配布できれば、避難所などでの赤ちゃんの夜泣きを減らし、お母さんや周囲のストレスを減らすことができるでしょう（赤ちゃんでも飲める、ロイテリ菌を配合したリキッドは、日本では、バイオガイア社の日本法人であるバイオガイアジャパンから発売されています）。

健口から健幸へ

「**健口《けんこう》から健幸《けんこう》へ**」は誤植ではありません。私の造語で、お口が健やかであれば体も健やかになり、幸せになれる、という意味です。

第2章でお話ししたように、慢性炎症はお口からやってきます。全身の健康のためには、何をおいてもまずはお口が健やかでないといけません。

悪玉菌の力を抑えてお口の中を「お花畑に」生まれ変わらせる。善玉菌の力を借りてお口の環境を整える。そうすることで、むし歯や歯周病、震災後肺炎、そして赤ちゃんの夜泣きなど、さまざまな病気を防ぐことができます。

私たちはこれから、自分たちの社会、自分たち自身の体に、お花を植えてきれいに清めていくことができるでしょうか。あるいは汚れたままで終わるのでしょうか。

8年前の私のお口は汚れたままでした。糖尿病専門医なのに糖尿病予備軍であり、血圧も高く不整脈を抱えている、それはまさしく「**穢《けが》れ**」です。穢れは、清めなければなりません。

私たち日本人は、塩で穢れを払います。私は、**ロイテリ菌は自然のお清め**だと思っています。

もちろんロイテリ菌だけですべてが解決するわけではありません。流し台にタワシが必要なのと同じように、お口のお清めには歯磨き、歯間ブラシやデンタルフロスなども欠かせません。

でもお清めの道具の1つに、ぜひロイテリ菌も加えていただければと思います。日本でも最近になって、ヨーグルトやサプリメントなど、ロイテリ菌の入った食品が販売されるようになりました（オハヨー乳業、オハヨーバイオテクノロジーズ、バイオガイアジャパンから発売）。欧米に比べると「遅いデビュー」ではありますが、以前からロイテリ菌に注目してきた私としては、やっと心強い味方を得た気分です。

第3章のポイント

☑ 腸の中と同じように、
お口の中にもたくさんの善玉菌と悪玉菌がいます。

☑ 洗口剤やお薬で悪玉菌をやっつけるのでなく、
善玉菌を増やしてお口の環境を整えるのが、
「プロバイオティクス」の考え方。

☑ ロイテリ菌は、もともと人間の体にあって副作用がなく、
科学的にも効果が証明された乳酸菌です。

第4章

お口だって洗ってほしい

私のクリニックは歯科ではなく内科ですが、外来の受付では院長おすすめの歯ブラシを販売しています。1本1000円近くする、スイス製の歯ブラシです。これまでたくさんの歯ブラシを試してきましたが、これが**いちばん「前向き」な歯ブラシ**だと実感したからです。

いまから8年前、私の歯には歯石がビッシリ付いていて、「はじめに」で述べたようにリンゴをかじると血が出る始末でした。

なぜそんなふうになるまで、私は歯医者に行かなかったのでしょうか。それは、子ども時代に歯科医院で散々泣かされ、歯医者さんが大嫌いな大人になってしまったからです。私のような大人は、日本には山ほどいると思います。

かつての私のような方々のために、この章では全身の健康のためになぜお口のケアが大切なのかについてあらためてお話しし、「歯磨き」「歯間清掃」の正しく効果的な方法もご紹介したいと思います。

人生の大後悔「歯の定期検診を受ければよかった」

雑誌「プレジデント」で、「『リタイア前にやるべきだった……』後悔トップ20」という、シニア1000人を対象にしたアンケートが行われたことがあります。[*20] お金と暮らし、仕事と人間関係、健康などの項目があり、男女別にそれぞれ興味深い結果が並んでいます。

なかでも私が注目したのが、健康に関してのアンケート結果です。50代では「スポーツなどで体を鍛えればよかった」がトップでしたが、70代ではなんと、「**歯の定期検診を受ければよかった**」がトップだったのです。50代でも「歯の定期検診」は3位に入っています。

高齢者の最大の後悔が「お口のケア」なのだという事実は、私たち日本人の歯磨きに根本的問題が潜んでいる事実を意味しています。

「8020」は後ろ向き。死ぬまで28本を！

平成元年（1989年）から、厚生省（当時）と日本歯科医師会は、「80歳になっても20本以上自分の歯を保とう」という「8020《ハチマルニイマル》」運動を推進してきました。ですが、私から言わせると「8020」は後ろ向きキャンペーンです。

私たちのお口の中には、親知らず以外に28本の歯があります。「20本」ではなく、**死ぬまで「28本」を保つべき**なのです。28本すべてが自分の歯であることが理想ですが、自分の歯を失った人は入れ歯でもいいのです。28本の歯で生涯を元気に過ごす。これを常識にしなければなりません。

歯医者さんが自分たちの体を張って10年間追跡調査を行い、歯を失うとどういうリスクが生まれるかについて研究した興味深いデータがあります。詳しくは164ページで紹介しますが、そのデータによれば、歯医者さんですら、高齢になると20本近い歯を失ってしまいます。

死ぬまで28本を保つためには、若いうちからしっかり考えて、対策をしていく必要があるのです。

呼び名を変えれば意識が変わる

●歯周病より「歯肉炎」と「歯周炎」

この本ではここまで「歯周病」という言葉を使ってきました。

専門的に言うと、「歯周病」とは、歯肉の炎症である「**歯肉炎**」と、それがひどくなった「**歯周炎**」の総称です。テレビのCMなどでもお馴染みのように、一般的には、「歯周病」という言葉が広く使われています。

ですが、私は、これからは一般の人も、「歯肉炎」「歯周炎」と呼ぶようにしたほうがいいと提唱しています。歯周病の最大の怖さは、それが炎症だからだ、ということは、ここまで繰り返しお話ししてきた通りです。ロイテリ菌でお口の中を善玉菌のお花畑に変えようとするのも、念入りに歯磨きをするのも、すべて、炎症を抑えることが目的です。

「歯肉炎」や「歯周炎」という言葉を使えば、「炎」の字が付いているので、炎症が起きていること、「ここではボヤが起きていますよ」ということがわかります。でも「歯周病」では「歯の周りの病気」ですから、炎症を抑えることの大切さがまったく伝わりません。

● 歯垢より「歯糞」、歯周病より「歯腐れ病」

同じような理由から、私が最近、使用をすすめているのは「**歯《は》糞《くそ》**」と「**歯《は》腐《くさ》れ病**」という呼び名です。

最近は、歯科医師も医師もマスメディアもカタカナ言葉が大好きです。歯に付いた歯垢のことを「**プラーク**」、歯周病のことを「**ペリオ**」などと言いますが、これで果たして正しく国民に伝わるのでしょうか？

「ペリオ」などと言われても炭酸飲料のようで、高齢者にはさっぱり通じません。ここは日本なのですから誰が聞いてもわかる日本語を使うべきです。「プラーク」の日本語である「歯垢」も曖昧《あいまい》でいけません。「垢《あか》」と聞けば、ほとんどの人は「食べかす」と勘違いしてしまうのではないでしょうか。**歯垢とは食べ物のかすではありません。**歯垢はむし歯菌や歯周病菌が温かで適度に湿ったお口の中ですさまじいスピードで増殖したバイ菌の塊です。黄白色のネバネバしたものはバイ菌がつくりだしたもので、言ってみればウンチです。

それならずばり、「歯糞」と言ってはどうでしょう。

また歯周病は、江戸時代からある「歯腐れ病」と呼ぶのが良いと思います。このように言うと歯科関係者からは笑われますが、「歯糞」や「歯腐れ病」で説明すると、市民公開講座での受けが抜群にいいのです。

私たち日本人の心に響くのは日本の言葉です。イギリスのチャーチル首相はスピーチで古い英語を使い国民の心を鼓舞しました。古くからある言葉は、心に染みるものです。「プラーク」や「ペリオ」で日本人の心に届くわけがありません。

●正しい理解のためには正しく心に届く日本語を

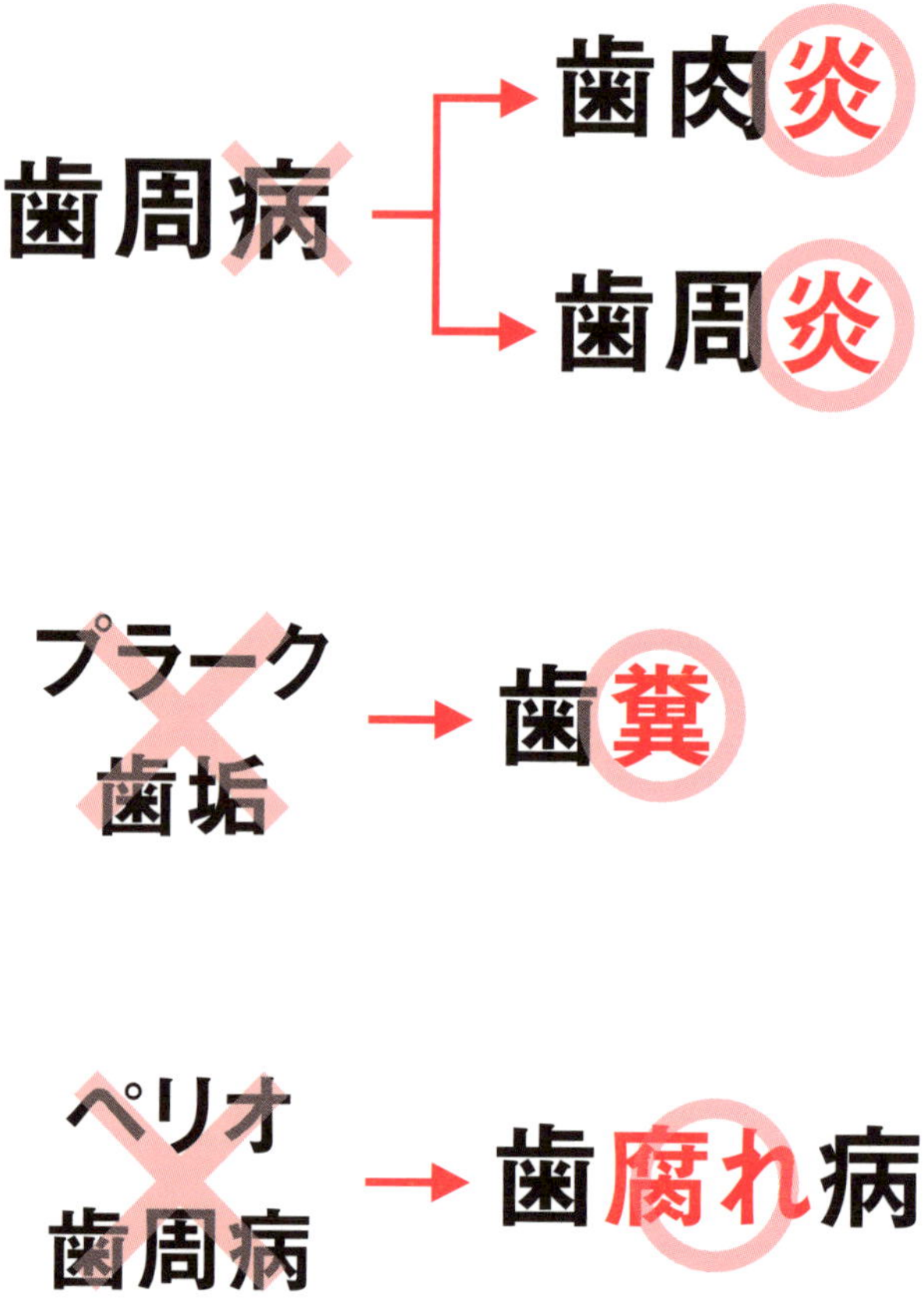

2年前、ある県の市民公開講座で「歯糞」「歯腐れ病」という言葉を使ったところ、生まれて初めて、聴講されていた市民から講演後に握手を求められました。握手したおじいさんに、「私の話の何が良かったのですか？」とお尋ねしたところ、「先生、今日の『歯糞』が良かった。わしは今まで、プラークとか言われても全然わからんかったけど、『歯糞』『歯腐れ病』やったらわかるよ。いままで歯医者さんに行ってなかったけど、明日から行くわ。ありがとう」と言って手を振ってくれました。

私はそのおじいさんに、強く背中を押された思いがし、以来、「歯糞」「歯腐れ病」という言い回しをこの国にもっと広めるべく努力しているのです。

お口だって、洗ってほしい

1980年、「ウォシュレット」（温水洗浄機能付き便座）が我が国で誕生しました。このときのコマーシャルは、いまもYouTube等の動画で見ることができますが、その名コピーが「おしりだって、洗ってほしい。」でした。

これに触発された私は、次のコピーを考えました。


「お口だって、洗ってほしい。」


お尻や肛門を丁寧に洗っている時間があるのなら、まずは口を洗ったほうがいい、と真剣に考えるからです。

バイ菌の入り口と出口では、どちらが大事でしょうか？

お尻はバイ菌の出口です。どう考えても、入り口であるお口のほうが大事です。現代人は朝昼晩、「ウォシュレット」を使って出口ばかりきれいにしているわけですが、それだけの余裕があるのなら、バイ菌の入り口であるお口をきれいにしてはいかがでしょうか。

外国から来た人たちは異口同音に、日本人の口は臭いと言います。2020年にオリンピックを迎えるにあたり、東京では受動喫煙対策などが実施されていますが、私がもし東京都知事だったら、まずは「受動口臭対策」を行います。タバコの煙より、口臭のほうがよほど人を不快にするし、またその頻度も高いからです。

日本人は、「ウォシュレット」を生み出した世界一清潔好きな民族です。来日した人々は口をそろえて、「日本は町並みも、交通機関もきれいだ」と言っています。それならば、お口だってきれいにできないわけがありません。ちょっとしたきっかけで、日本人は世界一お口もきれいな民族になれると私は信じています。

では、年を重ねて歯やお口のことで後悔しないために、そして外国人から口臭を指摘されないためには、どうしたら良いのでしょうか。

その具体的方法が、日常的なお口のケア、つまり**歯磨き**と**歯間清掃**です。

バイ菌、あごを穿つ

●歯石になってしまうと歯ブラシでは取れない

まず、なぜ歯磨きと歯間清掃が重要なのかについてお話ししましょう。

日本人の成人の8割が歯周病であることはすでにお話ししました。歯周病の原因はずばり、歯糞です。**むし歯菌が糖分を吸収したあとに排出するウンチが、歯糞のネバネバヌルヌルの本体**です。歯糞は歯の表面にしっかりと付着します。付着しないと唾液に流されてしまうからです。

歯糞を放っておくと硬い石のようになります。これが**歯石**です。歯石とは、言ってみれば、頑丈な鉄筋コンクリートに住みついた悪玉菌の一大集団です。歯糞は歯磨きと歯間清掃で取ることができますが、**歯石になってしまうと歯ブラシでは取れない**ので、歯科医院で定期的に取ってもらう必要があります。

またむし歯になると歯の表面には凹凸ができるため、さらに歯糞が付きやすくなります。

●歯糞が歯周ポケットに侵入すると何が起きるか

歯と歯ぐきの間に空いた小さな隙間が**歯周ポケット**です。健康な人では歯周ポケットの深さは約1～2ミリです。

歯と歯ぐきの間にねっとり付いた黄白色の歯糞は、まず歯肉炎を起こし、次第に歯周ポケットの奥深くへと侵入していきます。

歯周病菌の侵入がさらに進み、歯周ポケットが4ミリ以上になると中度歯周炎、6ミリ以上になると重度歯周炎と診断されます。

歯周炎がひどくなると、炎症は歯ぐきだけでなく歯槽骨《しそうこつ》（歯が埋まっているあごの骨）にまで及びます。さらに炎症が続き、歯槽骨が溶けると、歯は根元を失い、グラグラしてきます。

つまり**歯糞はあごの骨を溶かし、歯の足場を奪ってしまう**のです。「雨垂れ石を穿《うが》つ」という諺《ことわざ》がありますが、歯周病もまさに雨垂れです。

1滴の雨の滴《しずく》は手のひらで受けても痛くもなんともありませんが、石の上に長い間雨がしたたり続けると、石が削られてやがては穴が開きます。歯糞も放っておくと、骨を穿ちます。「**バイ菌あごを穿つ**」のです。あごの骨が溶けることで歯は揺らぎ始め、歯周病を起こしやすい奥歯から順に抜けていきます。

歯周病のこのような経過は、まさに歯のまわりの歯ぐきと骨が腐っていくイメージに重なります。「腐る」の科学的な定義にはそぐわないかもしれませんが、歯周病はまさに「歯腐れ病」と呼ぶのがふさわしい病気なのです。

歯ぐきからの出血＝バイ菌の入り口

人間の体で、外から最も赤く見える場所はどこでしょうか。

●歯ぐきからバイ菌が侵入するルート

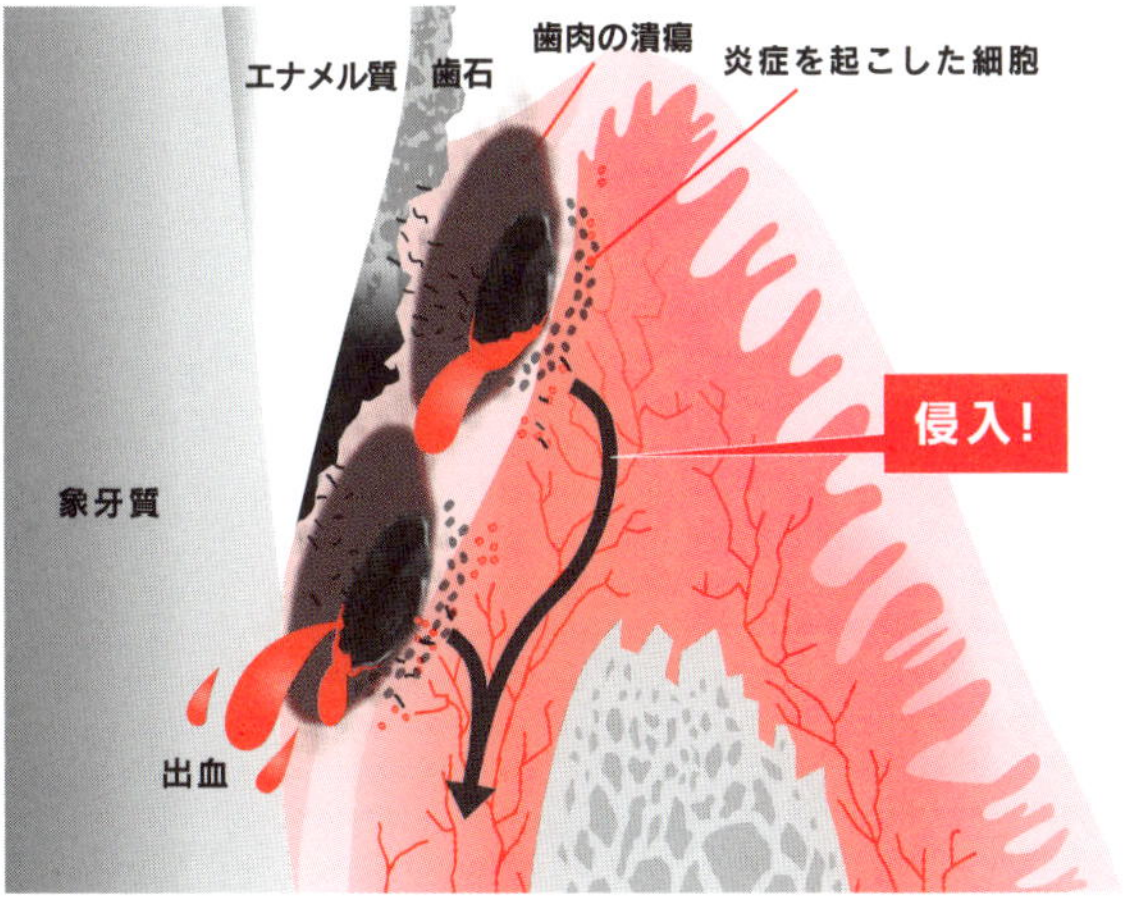

参考資料11より改変

そう、お口です。赤いということは、内部に血管がたくさん走っていることを意味しています。そして歯の中にも――見えませんが――細い血管がたくさん通っています。

お口は、**全身の中で最も表面近くまで血管が来ている器官**です。そしてその血管は、全身とつながっています。**歯周病が原因で出血する**ということは、**血管に穴が開いた**ことを意味します。穴が開いたということは、**「入り口」ができた**ということです。

そこから、お口の中のウンチとも言える「歯糞」が入り、全身を駆けめぐるのです（汚い言い方ですみません……）。

けれども、多くの日本人は歯ぐきからの出血を軽視しています。膝小僧をすりむいたときは傷口をきれいに消毒し、絆創膏《ばんそうこう》を貼るのが普通です。でも歯ぐきにはそうしません。「歯糞」が付いたまま口臭を放っている8年前の私のような人は、傷口にウンチを塗りたくって、そのままにしているのと同じです（さらに汚い言い方ですみません……）。膝小僧の傷にはそんなことは絶対にしないのに、お口の中だと平気でしてしまうのは不思議です。

お口の中の血管は全身とつながっているので、**ここに災い（歯糞を通したバイ菌の侵入）が生じたら、全身に影響**します。

それを予防するためにも、毎日の歯磨きと歯間清掃が重要になるのです。

歯ごたえのある食事が歯ぐきを健康にする
——歯周病になったオランウータンとサルの話

人間でも野生の動物でも、**軟らかい食事ばかりしていると歯周病になります**。実際、動物園のオランウータンで歯周病に苦しんだ末に亡くなったオランウータンがいました。歯垢（歯糞）が歯石に変わり、その後、あごの骨が溶け、まさに「歯腐れ病」の状態になったオランウータンは、最後は痛みでエサを食べられない日々が続いたと言います。エサを食べるたびに黄色い膿が出て、やがて衰弱して亡くなりました。

サルでも同様です。みなさんは、高崎山の野生ニホンザルの主食は何かご存じでしょうか。木の実や果実を思いつかれる方が多いと思いますが、実はニホンザルが一番食べている物は葉っぱなのです。[*21] 私たちが食べれば血が出そうなほど固い葉っぱを、野生のニホンザルは平気でムシャムシャと食べています。

ここでおもしろい研究をご紹介しましょう。[*22] 1981年、北海道大学歯学部（故石川純教授の講座）から発表されたものですが、カニクイザルに軟らかい飼料を与えると歯ぐきがどう変化するかを調べています。通常のサル用飼料は野生サルの食事内容に合わせ、かちこちの石のように固いコルク状の形状をしています（ハードフード）。

このハードフードを食べているかぎり、飼育中のサルは歯肉炎を起こしません。しかし同じ飼料を粉末状にして水で練り、介護食のようにドロドロにした状態（ソフトフード）で与えると、サルは1カ月で立派な歯肉炎を起こしてしまったのです。これを専門用語で「実験的歯肉炎」と呼びます。

この実験は、栄養素やカロリーだけ気にしていても、歯ぐきの健康には直接結びつかないという大切な事実を教えてくれます。**きちんと歯ごたえのあるものをよく噛んで食べるかどうか**で、歯ぐきの健康状態は劇的に変わるのです。

かつては食事が歯磨きだった
――伝統食なら歯磨きなしでも大丈夫だった理由

モンゴル国立医科科学大学客員教授である岡崎好秀先生によれば、硬いチーズや肉を引きちぎりながら食べているモンゴルの遊牧民（現在、数は減っているそうですが）も、野生サルのように歯磨きをしなくてもほとんどの人にむし歯がなく、歯並びは立派でしっかりしているそうです。つまり、硬くて繊維質に富んだものを食べることは、それ自体が歯磨きなのです。ですから、伝統食を続けているモンゴルの遊牧民は、歯磨きをしなくても立派なお口を維持できるわけです。

アメリカ先住民についても同様の調査があります。伝統食を食べている人たちの歯と近代的な食事をしている人たちの歯を比較したところ、伝統食派の人たちは、先のモンゴル遊牧民と同じで、むし歯のない立派な歯並びですが、都市の近くで生活する近代食派の人たちは、むし歯だらけの乱杭歯《らんぐいば》になっていたそうです。*23 同じ遺伝子を持つ民族でも、食事によって歯の状態は激変してしまうのです。

私たちも、いまからモンゴルに行って遊牧民の生活を始め、伝統的な食生活を始めれば、歯磨きをしなくてもすむかもしれません。けれど、それはかなわぬことでしょう。軟食になってしまった現代人は、**毎日の歯磨きと歯科医院への定期通院**なしでは、もはや健康なお口を維持することはできません。それは、食べやすく軟らかで美味しい食事の代償なのだと受け入れましょう。

［実践編］私のおすすめする歯磨き法

●ポイントは汚れ落としとマッサージ

歯磨きのポイントは2つあります。それは、**汚れ――歯糞――を落とすこと**と、**歯ぐきのマッサージをすること**です。

歯ブラシを使って「**歯の面は磨き、歯ぐきはマッサージ**」。とくに後者が大切です。

モンゴルの遊牧民も野生のサルも、ガリガリとよく噛む食事をしているため、むし歯と歯周病がないとお話ししました。それは食事そのものが歯磨きになっているからです。噛みごたえのある食事が汚れを落とし、同時に歯ぐきもマッサージするので、少々のことではびくともしない健康なお口に育つのです。

ですが、都市で暮らす人間は飲みこむような食事が多く、歯ぐきをマッサージするような食べ方をしません。だからこそ、食事のあとの、歯の汚れ落としと歯ぐきマッサージが必要なのです。

歯ブラシを使って歯ぐきを優しく丁寧にマッサージすると、**血液の循環が良くなると同時に、引き締まった強い歯ぐきになり、バイ菌への抵抗力がつく**のです。

歯磨きについては歯科医院でもよく指導されると思いますが、加えて、歯ぐきのマッサージもしてあげてください。

さて「歯ぐき」と一口に言っても、いろいろな部位があります。一番汚れやすい場所はどこでしょうか。試しに自分の指であちこち触り、ヌメり具合をチェックしてみてください（指同士をひっつけて離したときに糸を引けばヌメっているということです）。

答えは、上下の唇の裏側です。食べ物の通り道は、食材そのものが歯磨きとなりますが、唇の裏側は食材がほとんど入らないため汚れやすいのです。ということは、ここは刺激も受けにくいわけですから、ひときわ念入りなマッサージが必要になるというわけです。

歯ぐきを歯ブラシでマッサージすると何が起きるのか。これについては、先ほど紹介したカニクイザルの実験が明らかにしています。[*22]

ソフトフードで実験的歯肉炎を起こしたサルのお口の中を田の字に4分割し、それぞれに「何もしない」「歯磨きはせず歯垢だけをかき取る」「歯垢は放置して歯ぐきのマッサージだけ行う」「歯ぐきのマッサージと歯垢取りを同時に行う」処置を1カ月間行います。はたして1カ月後、サルのお口の中はどうなったのでしょうか。

最も結果が良かったのは、もちろん歯ぐきのマッサージと歯垢取りを同時に行った部分です。サルはソフトフードを食べ続けていたにもかかわらず、1カ月後には歯肉炎が消失し、元気な歯ぐきに戻っていたそうです。

それでは、2番目に良かったのはどの方法でしょうか。驚いたことに、**歯垢をほったらかしにし、歯ぐきのマッサージだけを行った部分**だったのです。

私たちは、ブラッシングの目的は歯の表面の「掃除」だと思っていますが、実はブラッシングにはもう1つ、「歯ぐきのマッサージ」という大切な役目があるのです。しかも、このサルの実験は、掃除だけよりもマッサージのほうが重要であることを教えています。

ソフトフードばかり食べている私たち現代人も、まさにこのサルと同じです。夜、お顔のマッサージをする女性は多いと思いますが、今晩からはその愛情を歯ぐきにも注いで、優しくマッサージしてあげましょう。

●歯ブラシは2本を使い分ける

歯ぐきマッサージの大切さをおわかりいただけたら、**歯面の汚れを落とすための歯ブラシと、歯ぐきマッサージをするための歯ブラシの2本**を用意しましょう。

私が最適だと思っている歯ブラシは、この章の冒頭でもご紹介したスイス製の歯ブラシ、クラプロックスです。

いろいろな種類がありますが、汚れを落とすためには「CS　5460」という、少し大きく、腰のあるブラシが向いています。5460というのは、ヘッドに植えられている毛の数です。

歯ぐきマッサージには、「CS　smart」という、腰が弱く、歯ぐきに当ててもまったく痛くない、極細の毛が7600本植えられたブラシが最高です。これで歯ぐきを含め、お口の中をマッサージしていきます。

力を入れすぎると大事な歯ぐきが縮んでしまう（退縮）ので、より少ない力でバイ菌を取ることをイメージしながらブラッシングしましょう。クラプロックスの歯ブラシには、具体的に**「80gの力」でブラッシング**するようにという指示があります。かつての私がそうでしたが、多くの人は良かれと思い力をこめてゴシゴシと磨いています。キッチンスケールに歯ブラシを当ててゴシゴシしてみるとわかりますが、ほとんどの人は150g以上の力で磨いており、これでは歯肉が傷み縮んでしまいます。クラプロックスの歯ブラシの毛先は細く腰があり清掃能力が高いので、わずかな力でネバネバの歯糞を落とすことができます。ぜひキッチンスケールでおよそ80gが表示される力加減を、体感してみてください。

さらにおすすめは、お風呂に入っている間に歯面磨きと歯ぐきマッサージをすることです。入浴中は血流が良くなり、リラックスしていることもあって、効果抜群です。

私が推奨するこのスイス製の歯ブラシは、一部の歯科医院や健康グッズを扱っているお店などで手に入ります。ですが、まだそれほど広く出回っておらず、お値段も張るので、一般的な歯ブラシの選び方をお伝えしておきます。

汚れた歯を磨くブラシは「タワシ」のイメージで、**ヘッドが大きめで、毛に腰のあるもの**。歯ぐきマッサージ用のブラシは「スポンジ」のイメージで**ヘッドが小さめで、あたりが極力優しい、柔らかい毛先のもの。2本を使い分ける**のがポイントです。

最終的に自分に合うものを見つけるために、複数のブラシを試してみることも大切です。入れ歯を使っている、歯並びが良くない、ひどい歯周病があるなどの問題がある場合は、歯科医院で自分のお口に合った歯ブラシを処方してもらいましょう。

【実践編】40歳を超えたら必須の歯間清掃

● デンタルフロスと歯間ブラシは両方必要

歯と歯の間の掃除（歯間清掃）は、40歳を超えたら必須です。

歯間は、マッサージするほどのスペースはないので、汚れを落とすことが第1の目的になります。歯ブラシだけで取れる汚れは歯全体の7割と言われています。残り3割を占める歯と歯の間にたまった汚れは、取り除きたくても歯ブラシでは届きません。ここは糸（デンタルフロス）、そして歯間ブラシを入れるしかありません。重要なポイントは**デンタルフロスと歯間ブラシの両方が必要**だということです。

●デンタルフロスにはこんな効用も

まずはデンタルフロスについてです。フロスは歯の表面に付いた汚れを細い糸にからめて削ぎ落とすものとされていますが、私は毎日フロスをしているうちに、隠された効用がいくつかあることに気づきました。

（1）汚れ具合が目に見える
（2）悪玉菌かどうかを鼻で確認できる
（3）歯の表面の傷み具合を感触で察知できる

〝汚れ具合が目に見える〟という点は、当たり前のことではあるものの、とても大切なポイントです。なぜなら、同じ歯の間でも〝汚れやすい場所と汚れにくい場所がある〟からです。

一般的に汚れがたまりやすいのは奥歯のまわりですが、1人ひとりの歯並びによって違ってきます。フロスをかけるたびに確認することで、自分のお口の中で汚れやすい〝ウィークポイント〟を把握することができます。そして、歯磨きや歯間清掃の際に、ウィークポイントに対してより時間をかけて丁寧に行うことで、お手入れの効果が高まるのです。

次に、**〝臭い〟**です。

あまりお上品ではありませんが、フロスに汚れが付いたら、ぜひとも鼻を近づけてクンクンと臭いをかいでみてください。顔をそむけたくなるような悪臭がすれば、そこは悪玉歯周病菌の巣窟になっている可能性が高いでしょう。逆に、お口のケアが進み清められていくと、次第に悪臭は消えていきます。口腔フローラが生まれ変わっていく様子は、高価な細菌検査に頼らずとも、自分の鼻で確認することができるのです。

最後に、**〝歯の表面の傷み具合〟**です。

これも重要なポイントです。続く144ページでお話しするように、私たちの歯は、食べ物や歯磨き、歯ぎしりなどによって常に表面が傷つけられています。たとえてみれば、ツルツルの瀬戸物を目の粗いヤスリで絶えずゴシゴシ磨いているようなものです。

このときできた細かい傷は、ぱっと見ただけではわかりません。私たちの歯も同じことで、ミクロの傷は目には見えませんし、歯磨きや歯間ブラシの感触でもわかりません。しかし、フロスの繊細な糸であれば、歯の表面の様子がまさに〝手に取るようにわかる〟のです。

フロスをかけるとき、スムーズにゴシゴシできればOKです。もしも、ひっかかるような抵抗があれば、それは歯の表面に傷みが生じ、凸凹になっている証拠です。そんなときは147ページで紹介する、ツルツル歯磨き剤で歯質の向上を図りましょう。

ちなみに、歯の表面の微細な変化を感じつつ清掃するためには、高性能のフロスが必要になります。私が愛用しているのは、特殊な加工が施された384本もの繊維が撚《よ》られているイタリア製の「フロアフロス」（オーラルケア社）です。

●歯間ブラシでタンスの間にたまった汚れをかき出す

こんなに有能なフロスですが、歯間ブラシとの併用が欠かせません。私は以前フロスだけ使用していた時期があったのですが、ふとしたときに歯間ブラシを使ってみたら、出血でブラシが真っ赤になりました。自分では「歯ブラシとフロスで完璧だ！」と信じていたため、これはとてもショックな出来事でした。

フロスを使うと歯の側面はきれいにできますが、歯と歯の間の底の歯ぐきは放置されてしまいます。そこに食べかすや歯糞がたまっていたため、出血したわけです。

歯間ブラシの必要性は、**2つ並んだタンスの間**を考えればわかります。フロスとは、言ってみれば。長いタオルでタンスの側面をふくようなもの。タンスの間の床にたまったゴミ玉はそのままです。タンスの間の床にたまった汚れをかき出すには、床面に密着するブラシが不可欠なのです。

歯間ブラシのサイズは、**歯と歯の間それぞれの隙間に合った太さ**にしないといけません。歯間ブラシのサイズと自分の歯間のサイズが合わないと、汚れをうまくかき出すことができませんし、歯ぐきを傷つけてしまうこともあるからです。

素人には判断が難しいため、歯科衛生士さんに見てもらい、サイズを決めてもらうと良いでしょう。

フロスと同様、歯間ブラシも入れてかき出すことで、ブラシに付いた汚れが目に見えるのが良い点です。私はこのときも歯間ごとに汚れを確認しながらブラシします。歯間に入れるごとにブラシを水ですすぎ、汚れが付かなくなるまでブラシを入れましょう。

奥歯（臼歯《きゅうし》）の間はとくに汚れがたまりやすいことや、脂っこい料理やケーキなどを食べたあとは汚れが増えることが、自分で理解できるようになります。

これが最強！ 3段階お手入れ法

歯磨きと歯間清掃を行うときは、**全体を3段階**に分けた意識で行います。

（1）歯の面の汚れ取り

（2）歯ぐきのマッサージ

（3）歯間清掃

の3段階です。（1）と（2）は歯ブラシを2本使い、（3）はデンタルフロスと歯間

●おロケアは3段階で

Step1

歯の面の汚れ取り

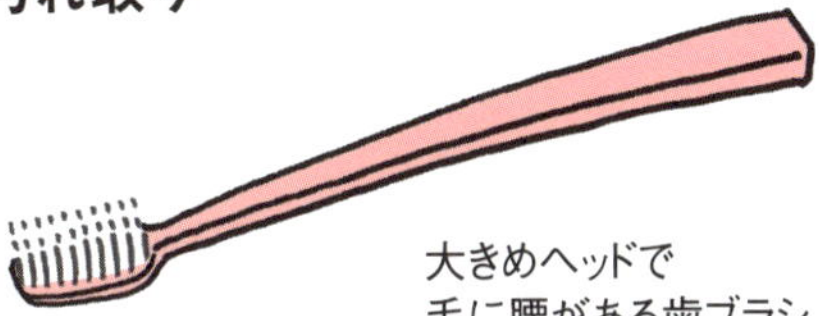

Step2

歯ぐきのマッサージ

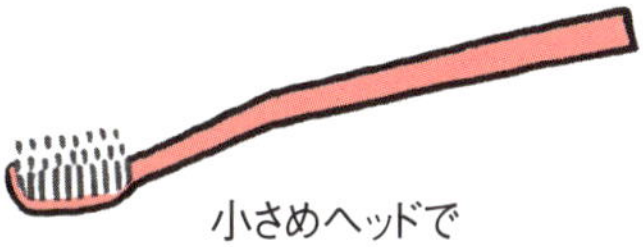

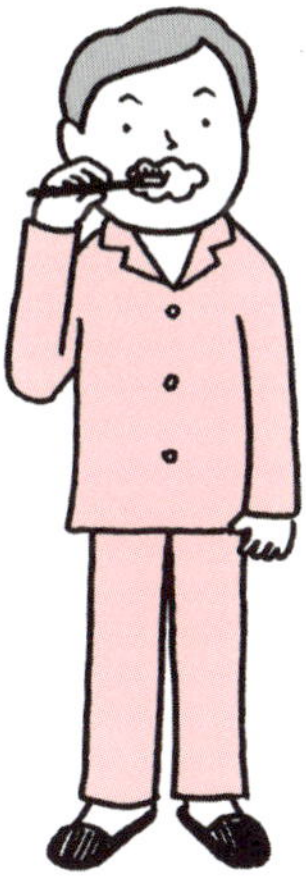

Step3

歯間清掃

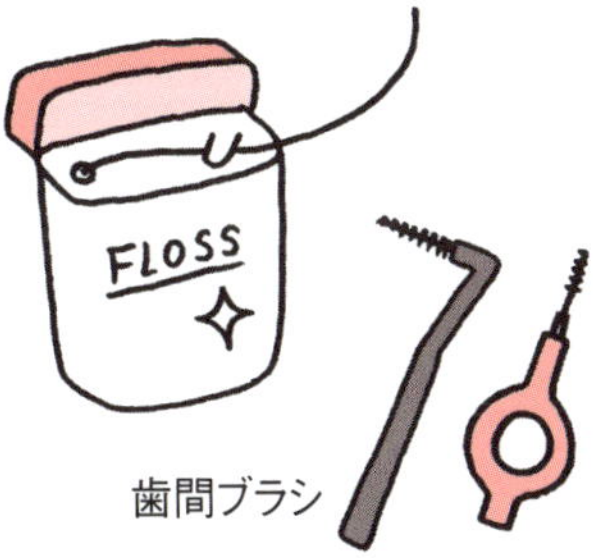

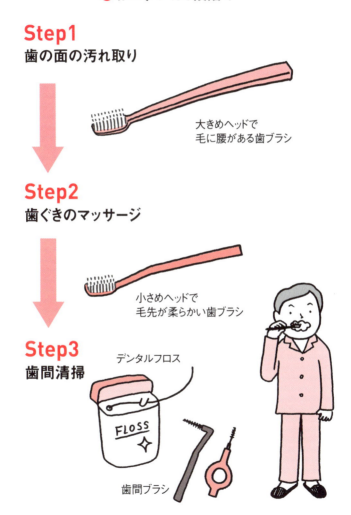

ブラシを使います。

すべて丹念に行うと、それなりに時間もかかります。私の場合は入浴の前後で**15分以上かけて**います。

起床時、朝食後と昼食後は、それほど時間をかけなくてもいいでしょう。

バイ菌が大騒ぎして増殖するのは、唾液の量が減る夜の時間帯です。ですので、夕食後、夜寝る前に、きっちりと時間をかけてお掃除することが大切なのです。起床時に歯磨きが必要なのもこのためです、美味しい朝食と一緒に、歯糞を食べたくはないでしょう。

[実践編]私のおすすめする歯磨き剤

●なぜ歯の表面をツルツルにしておくのが大事なのか

歯には象牙細管という、とても小さな穴がたくさん開いています。歯の中を貫通する微細なトンネルのようなものです。象牙細管の表面はエナメル質によりコーティングされています。

「歯がしみる」のは、このエナメル質のコーティングが削られたり、むし歯によって破られることで穴が露出し、そこからいろいろなものが入って神経を刺激することで起こります。歯医者さんで歯を削られたあとにしみたり、むし歯の初期に歯がしみるのは、そのためです。

また、エナメル質のコーティングが取れてしまうと、歯の表面が凹凸になり、そこにバイ菌が付着しやすくなります。

寝ている間の歯ぎしりによっても、歯の表面に強い力がかかることでコーティングが割れ、傷つきます。こうして自分でも気づかないうちに、歯の表面が目に見えない小さな割れ目で覆われて、バイ菌の侵入を許してしまうのです。

このような仕組みから考えると、**歯の表面をいつもツルツルでピカピカにしておけば、バイ菌は住みつけず、歯もしみない**ことがわかります。

バイ菌が歯に侵入したくても侵入できないようなツルツルの表面を保つこと。すなわち予防こそが最大の防御なのです。バイ菌を殺すことよりも、歯の表面をツルツルにしてバイ菌が取りつくしまがないようにする。これが私が考える「**前向きの歯磨き**」です。

ですから、歯磨き剤についても、むし歯菌や歯周病菌などの除菌・殺菌効果をうたう歯磨き剤よりも、**歯の表面をコーティングし、滑らかさを保つ効能を持った歯磨き剤**をおすすめします。

●刺激の強い歯磨き剤は避ける

現在、市販されている歯磨き剤のトレンドは、しっかり泡立ち（高発泡性）、ミント系の味つけで、磨いたあとに爽快感が残るタイプです。これに対して、歯科医院専用の歯磨き剤は、泡立ちが少なく（低発泡性）、ミントの刺激もほとんどありません。

この状況は目薬によく似ています。同じメーカーのものでも、眼科で処方する目薬は涙のように無刺激ですが、市販のものには、強烈な清涼感が得られる成分が加えられています。歯磨きも目薬も、消費者が求める爽快感を最優先して成分が練られているのです。

結果として、舌がピリピリするほど刺激の強い歯磨き剤を使ったあとは、うがいを何度もせざるをえません。これでは、震災などで水がない状況に陥ると、歯磨きができないことになってしまいます。

また、ミント味で口の中がスッキリすると、歯や歯間の汚れが十分落ちていないのに、よく磨いた気になってしまうという問題もあります。

ですから、日頃から、**体に優しい低刺激の歯磨き剤**を使うことをおすすめします。歯ブラシと同じく、歯磨き剤も歯科医院ですすめられるものを選ぶと良いでしょう。

●「汚れを取る」のでなく「汚れなくする」という発想

私は現在、歯並びの矯正治療中なのですが、歯並びを良くするために一部の歯をわずかに削る処置を受けたことがありました。それ以来冷たい水が歯にしみるようになり、うがいをするのも怖くなるほどでした。一時的な知覚過敏症になってしまったわけです。

知覚過敏症に効果のありそうな歯磨き剤を調べた末に出会ったのが、商品名で「アパガード」というシリーズの歯磨き剤です。「芸能人は歯が命！」という、かつてのＣＭコピーを覚えていらっしゃる方も多いでしょう。

歯のエナメル質は、主にハイドロキシアパタイトという成分からできています。「アパガード」シリーズには、ＮＡＳＡの特殊技術を応用して開発された**薬用ハイドロキシアパタイト**が配合されています。

薬用ハイドロキシアパタイトは、凹凸になった歯の表面を、パテで修復するように、きれいに埋めてくれます。そしてミネラルが溶け出した（脱灰《だっかい》と言います）初期むし歯も、再石灰化を通して元の丈夫な歯質に戻すことができます。さらには、むし歯菌や歯周病菌などのバイ菌を吸着し、除去する力も持っています。

薬用ハイドロキシアパタイトが持つ、歯の表面を修復する力を、私は自分の体で実感しました。

なんと**ツルツル感は使い始めの翌日から体感**でき、**知覚過敏症**のほうも、さすがに少し時間がかかったものの、**1カ月経った時点でほぼ消失**してしまったのです。このツルツル感とお口のサッパリ感を一度味わってしまうと、もうほかの歯磨き剤は使えません。

現在市販されている歯磨き剤のほとんどは、「汚れを取る」ことと除菌・殺菌、そして爽快感に重点が置かれています。これに対して、「アパガード」は、**歯の表面をツルツルにして「汚れが付かない」ようにする**、唯一の「前向き」な製品と言えます。

お値段は高めですが、高級クリームなどの化粧品と比べれば、お安いものではないでしょうか。

人生100年時代を踏まえたとき、こうした歯をツルツルにする前向きのお口ケアが、40代以降はとくに必要となるでしょう。まさに「中高年こそ歯が命！」なのです。

●「唾液磨き」を練習しておく

刺激の強い歯磨き剤を使っていると、災害で水道が使えなくなるなど、水のない場所では歯磨きができないことになることをお話ししました。そこで私は、日頃から家族全員で「**唾液磨き**」の習慣をつけておくことをおすすめしています。言葉を変えれば、歯磨き剤なしでも歯を磨ける習慣を持つということです。

「ツバ」と言うとなんだか汚いもののように思われますが、唾液自体は、実はとてもきれいな霊水です。歯をつくる成分や、むし歯の原因となる口の中の酸を中和する成分、さらには消化酵素や抗菌物質まで含まれた、**夢の歯磨き剤**とも言えます。

私のおすすめは、お風呂に入ってバスタブに浸《つ》かったとき、自分の唾液だけで磨く

「**唾液ながら歯磨き**」です。歯磨きして出てくる唾液を飲みこむのは、最初は抵抗があるかもしれませんが、要は慣れの問題です。ふだんはご飯を食べるときには、唾液と一緒に歯垢（歯糞）も飲みこんでいるわけですから、それを思えば何でもないはずです。それでもやっぱり気になる人は、「オーラルピース」といった、**飲みこんでも大丈夫な自然派歯磨きペースト**があることを覚えておいてください（オーラルピースはうがいができないペットにも使えます）。

唾液磨きは日頃から練習して慣れておかないと、いざ災害に襲われたときにできませんから、家族全員で慣れ親しんでおきましょう。

非常持ち出し袋に家族全員分の歯ブラシを

震災後肺炎のケースからもわかるように、災害のような緊急事態が起きたとき、私たちの命を左右するのはお口です。「**お口のケアは命の分かれ目**」なのです。

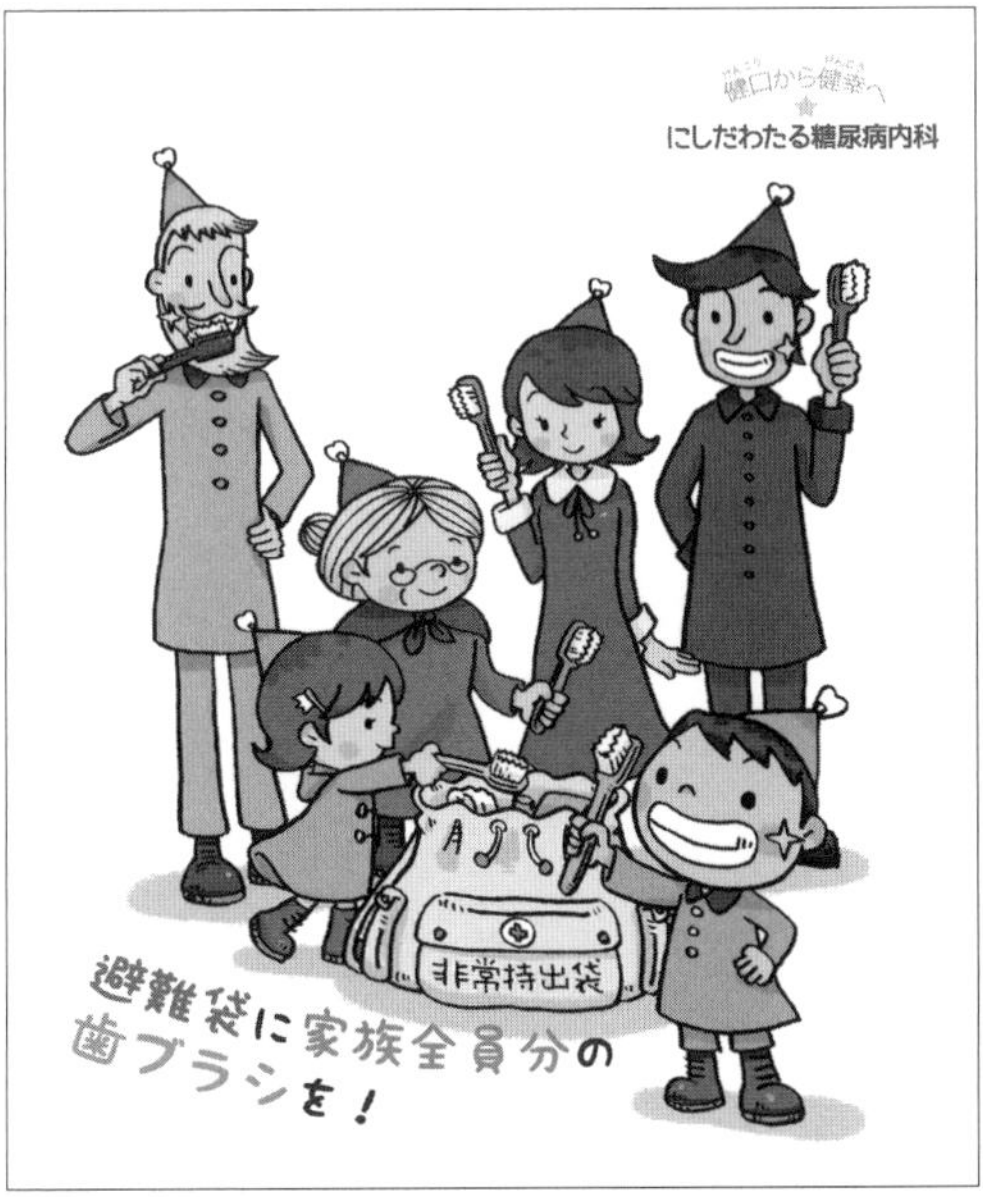
健口から健幸へ
にしだわたる糖尿病内科
非常持出袋
避難袋に家族全員分の歯ブラシを！

ところが、日本の「非常持ち出し袋」の中に、歯ブラシが入っていることはまれです。調べてみると、ほとんどの都道府県で、住民向けに公表している非常持ち出し袋のリストに歯ブラシが入っていませんでした。これだけ震災を繰り返し経験している国なのに、なぜなのでしょうか。

結果として、阪神・淡路大震災でも避難所では歯ブラシが不足、東日本大震災でも同様でした。

視点を海外に向けるとどうでしょうか。アメリカのサバイバルメーカーが販売する非常持ち出し袋には、歯磨き剤と歯ブラシがきちんと入っています。ここが日本とアメリカの大きな違いです。

震災が発生してからでは遅すぎます。

まずは平時から歯科医院に定期通院し、お口を清めておく必要があります。そして**非常持ち出し袋には、自分だけでなく家族全員分の口腔ケア用品を**ぜひ入れてください。

そういうわけで、私は内科医ですがイラストレーターに仕事を依頼し、啓発ポスターをつくりました。「避難袋に家族全員分の歯ブラシを！」と銘打ったポスターです。非常持ち出し袋に歯ブラシが入ることで、日本の災害対策は大きく前進するとともに、私たち日本人がお口の大切さに気づくきっかけになると思うのです。

●歯周病が良くなると……

慢性炎症がおさまる

正常な味覚が戻る

野菜やご飯が美味しくなる

体を動かしたくなる

↓

糖尿病が良くなる！

かつて立派な歯周病男だった私は、お口の手入れを本気で始めたことで、1年で18キロやせ、血圧が下がり、高めだった血糖値も低下、不整脈からも解放されたとお話ししました。

でもそれは、歯周病治療が、体のさまざまな病気を治す夢の方法であると言っているのではありません。

大切なのは、歯周病治療とお口のケアは、**全身の健康状態を改善する文字通りの「入り口」、最初の「きっかけ」**になるということです。私は、それを身をもって経験することができました。

朝だけ1回、それも5秒しか歯を磨いていなかった男が、夕食のあとも磨くようになり、デンタルフロスも歯間ブラシも使うようになる。きれいになった歯を汚したくないから夜食を我慢するようになる。すると、それがきっかけとなりやせる。

人間とは不思議なもので――患者さんを見ていてもそう思いますが――少しでもやせ始めると、今度は体を動かしてみようとか、前向きな気持ちが出てきます。最初は暗かった表情も、だんだん明るくなり、前向きの良い波に乗り始めます。

お口をきれいにするとサッパリして気持ちがいい感覚は、**神社に行くと心身が清められて気持ちがスッキリする**感覚によく似ています。

これからは神社にお参りするのと同じ気持ちでお口の手入れをし、家族全員の健康を祈願していただきたいと思います。神さまはきっとその願いをかなえてくださるでしょう。

第４章のポイント

- 目指すは「８０２０」でなく「死ぬまで28本」。それには日頃のケアと歯科医院での定期通院が不可欠です。
- 歯磨きは歯ブラシ２本で、歯の面の汚れ落としと歯ぐきマッサージを。
- 40歳を過ぎたら毎日の歯間清掃は必須。デンタルフロスと歯間ブラシの両方も必須。
- 歯磨き剤は低刺激で、歯がツルツルになるものを。

第5章

おロから健康になる5つの習慣

これまで、糖尿病と歯周病の関わり、お口のケアと体の健康の関係についてお話ししてきました。

本書の最後に、それらを、みなさんの生活に取り入れていただきたい5つの習慣としてまとめてみました。

【習慣1】歯科医院での定期清掃

●できれば3〜4カ月に1回、少なくとも半年に1回

ここまで本書をお読みくださった方は、「歯科医院への定期通院」が、お口から健康になるために欠かせないのはおわかりのことと思います。

ここではもう1つ深めて、定期通院を定期清掃としてとらえてみましょう。前に例に

●習慣1　歯科医院での定期清掃

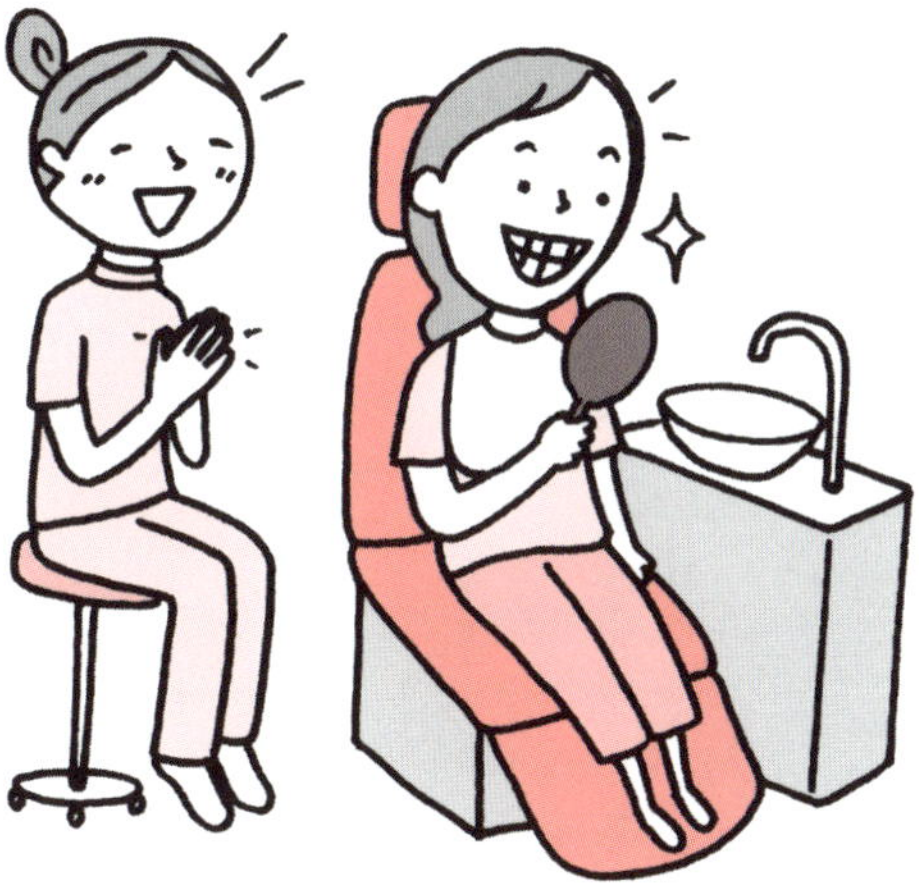

挙げた台所の流し台もそうですが、毎日使うものは必ず汚れます。とくにお口は体の中でも最も酷使され、汚れやすい部分です。

流し台もガスレンジも、毎日マメにお掃除しているつもりでも、気がつけば汚れがたまり、本格的なお掃除が必要になりますよね。最近は、ハウスクリーニングなどのサービスを頼む人も増えてきました。お口も同じで、日々のケアに加えて、**プロフェッショナルによる掃除が不可欠**なのです。

3〜4カ月に1回、少なくとも半年に1回は歯科医院で定期検診をし、歯と歯ぐき、歯間のメンテナンスをしましょう。お口と歯の健康を守るためには、炎症のない清められた状態を「維持する」ことが何よりも重要です。こうしてツルツルでピカピカのお口と歯ぐきを維持することが、むし歯や歯周病を予防し、ひいては体全体の健康につながるのです。

「歯医者に行くとお金がかかる」と思う人がいらっしゃるかもしれませんが、それは違います。発症してからの苦労や治療代を考えれば、**定期的に通院したほうがよほど安上がり**です。たとえば、ドライバーのみなさんは事故防止のために2年に1回は8万円近くのお金をかけて車検を受けられていると思います。1年で4万円。車にそれだけのお金をかけたところで一生乗れるわけではありません。しかし、私たちの歯は車と違い一生ものです。そのように考えれば、お口のために車検分のお金がかかったとしても、長い目で見れば安いものではないでしょうか。

雑誌「プレジデント」は最近も、60歳以上のシニアに「40代のうちからメンテナンスしておくべきだった体の部位は？」というアンケート調査を行っています。その結果は、「歯」が圧倒的過半数で第1位です。*24

後悔先に立たず。先人と同じ過ちを繰り返さないためにも、予防的な定期清掃に努めましょう。

●赤ちゃんのためにカップルで「マイナス2歳」から

歯科への定期通院が大事なのは、40代以上にかぎりません。

私がとくに定期通院をしてほしいのは、お母さんになる予定のある女性たちです。

これは、まだメカニズムがはっきりわかっていないのですが、**妊婦さんが歯周病だと、低体重児や早産、そして死産のリスクが高くなる**というデータがあります。

赤ちゃんのむし歯の問題もあります。

よく、むし歯予防は「マイナス1歳」から、と言われます。むし歯の原因となるバイ菌は、もともと赤ちゃんのお口には存在しません。お母さんの口の中のバイ菌が唾液などを通して赤ちゃんに感染します。

そこで、お母さんがまずむし歯を治し、赤ちゃんがお母さんのお腹にいるときからむし歯の予防をしなさい、ということで、「マイナス1歳」キャンペーンが展開されるようになったのです。

しかし私は、「マイナス1歳」では遅いと思うのです。卵子と精子が受精する時期に、もしお母さんが歯周病だったら、受精の時点でバイ菌が卵子を襲うかもしれません。

ですから私は、**元気な赤ちゃんを授かりたいなら「マイナス2歳」から**通いましょう、と提唱しています。

さらに付け加えれば、実は未来のお母さんが通うだけでは不十分なのです。**カップル2人で歯科医院に**通ってほしいのです。未来のお父さんのお口が汚いと、まさに「口移し」で、むし歯菌や歯周病菌が相手にうつってしまうからです。

このことは**中学生や高校生にも**教えておく必要があります。恋人とのお付き合いを始める前に、まず自分のお口をきれいにしておくこと。お口がプンプン臭うような人を交際相手には選ばないこと。いくら自分のお口がきれいでも、むし歯菌や歯周病菌は唾液を通じて感染してしまうこと。これらをぜひわかりやすく教えてあげてください。

さらには、祖父母が汚いお口であれば、家族で食事を囲んだ際の直箸《じかばし》で、これまたむし歯菌や歯周病菌がうつってしまいます。ですから可愛い孫のために、**祖父母も2人で**

歯科医院に通う必要があります。

このような知識を、いまの日本人はほとんど持っていないのではないでしょうか。こういうことを知っていれば、夫婦も祖父母もみな、子どもや初孫ができる前に、歯医者さんに行っておこうと思うはずです。

［習慣2］歯間清掃

●歯の本数が少なくなるほど死亡率が高くなる

私が敬愛する大阪大学歯学部の天野敦雄教授は、歯周病の専門家でいらっしゃいますが、誰でもわかる言葉でいつもわかりやすくポイントを説明してくださいます。その天野先生は、「**歯間清掃は40歳を超えたら必須です**」とおっしゃっています。

この言葉を裏付ける研究があります。[*25] レモネードスタディという、日本歯科医師会の歯医者さんが自分たちの体を張って、10年間をかけて追跡調査した世界初の研究です（「レモネード」という名前は、「歯科医師を対象とした歯と全身の健康、栄養との関連に関する研究」という英語の頭文字をとって付けられました）。ここで、この貴重な研究結果をみなさまにわかりやすくお伝えしましょう。

研究に参加した歯科医の数は、最終的には約2万人（日本歯科医師会会員の約3分の1）で、女性が8パーセント、平均年齢は51歳でした。70〜80代の歯科医もいましたが、大多数は働き盛りの40〜50代の歯医者さんでした。

研究の開始は2001年です。参加した歯医者さんたちを追跡調査したところ、開始から10年後には1086人が亡くなっていました。[*26] 平均年齢51歳の集団で、10年後に6パーセント近くの人が亡くなっていたというのは、やや早すぎる死と言えるかもしれません。

興味深いのは、研究開始時の、20代から80代までの各年代で、歯を失っている数（平均喪失歯数）のデータです。[*27]

調査に参加した歯医者さんと一般人を比べると、40〜50代はさすがに歯医者さんのほ

●習慣2　歯間清掃

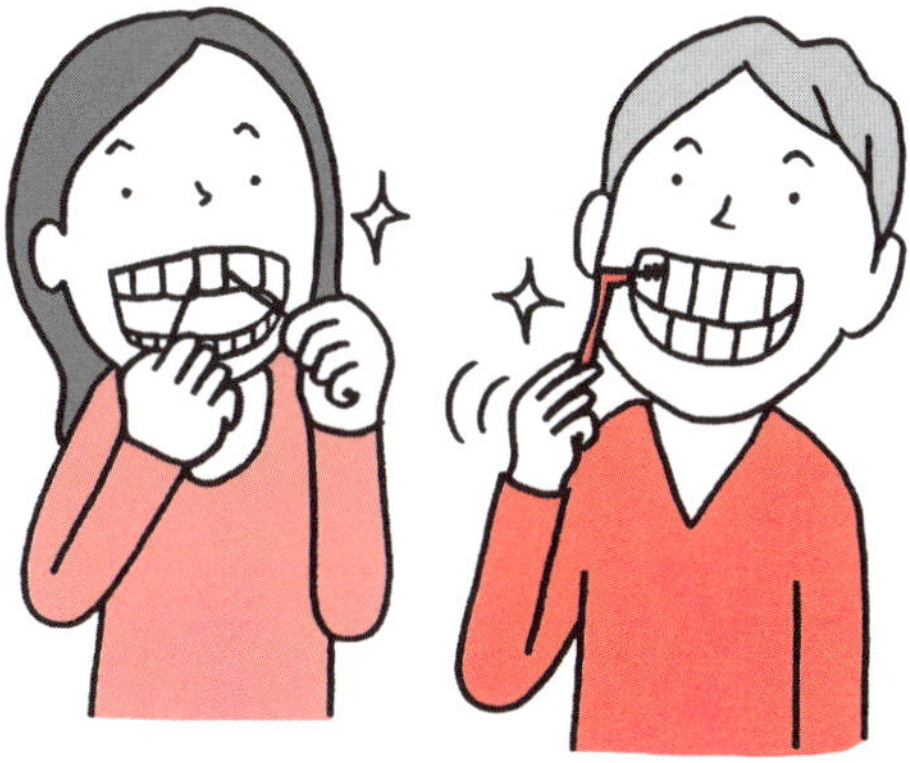

うが失った歯の数は少ないのですが、60代を過ぎるとその差は一気に縮まっていきます。そして80代の歯医者さんの平均喪失歯数は、男女ともになんとほぼ20本です。

10年以上前の調査ではありますが、80代の日本の歯医者さんは約20本もの歯を失っていたのです。80代の歯医者さんが「8020」ではなく「80マイナス20」というのは、にわかには信じ難《がた》いのですが、これは大規模調査で明らかにされたまぎれもない事実です。

さらに、10年間の追跡調査の結果、**歯の本数が少ない人ほど死亡率が高くなる**ことがわかりました。[*28] 歯が5本以上なくなると死亡リスクは1・3倍、10本以上で1・5倍、20本以上なくなると、1・8倍にもはね上がります。世界で初めて、日本の歯科医師がみずからを調査対象として、歯がないことがいかに恐ろしいかを証明したことになります。

肺炎についても、興味深い結果が得られています。先に、震災後に震災後肺炎が激増することを紹介しましたが、**歯を10本以上失うだけで、肺炎による死亡率は2・5倍も増える**のです。[*28]

歯を失うと大腿骨を骨折する人が増える、というショッキングなデータもあります。歯を20本以上失うと、大腿骨骨折はなんと5倍も増えるのです。[*29] 私たちはこけそうになると、反射的に歯を噛みしめて踏ん張ります。ですが、自分の歯を失ってしまうと踏ん張れず、バランスを保つことができなくなってしまうのです。

歯を失うと「ねんねんコロリ」になる可能性が飛躍的に高まることも、歯科医みずからが証明してくれたわけです。

●薬より強力！　歯間清掃の死亡抑制効果

最後に極めつけのデータとして、1日の歯磨き回数と歯間清掃の回数が命に与える影響を見てみましょう。歯磨きの回数と歯間清掃、つまりデンタルフロスや歯間ブラシを使用した場合に、死亡率はどう変化するかを解析した結果です。*26

まず歯磨き回数ですが、1日1回以下の歯医者さんが14パーセントもいることが信じられません。ただ、このデータでおもしろいのは、1日4回以上歯を磨いた人と1回以下の人との間に、死亡リスクに統計学的な有意差は認められなかったことです。この調査で見るかぎり、1日の歯磨きの回数は、命とは関係がないようです。

ところが歯間清掃、すなわち歯の間のお掃除をしている人としていない人では、命に大きな差が生まれます。歯医者さんなのに歯間清掃を「ほとんどしていない」人が33パーセントも占めていること自体が信じられませんが、**週5回以上歯間清掃をしている人は、ほとんどしていない人に比べて死亡リスクが3割近く減っています**。

疫学調査で、死亡リスクが25パーセントも減るというのは、医師もビックリするほどの衝撃的なデータです。お薬でも、ここまでの死亡抑制効果を持ったものは滅多にありません。歯間清掃が、どれほど貴く偉大な力を持っているかがわかります。

それにしても、日本の歯医者さんの3人に1人は歯の間を掃除していないという事実には驚かされます。ちょっと寂しくなってしまいますが、これが日本の現状です。

アメリカ人はフロスを使うことが常識で、みなポケットに入れて持ち歩いています。日本でなかなか普及しないのは、歯科医自身に歯間清掃の習慣が根づいていないからかもしれません。

歯と歯の間のお掃除の大切さを、まさに**命に関わる常識**として普及させる必要があることが、レモネードスタディからもわかります。


私がここでレモネードスタディの結果をご紹介したのは、日本の歯医者さんを批判したり、おとしめたりするためではありません。

歯医者さんを含めた日本人の、健康にまつわる現状を冷静に見つめ直し反省し、先人と同じ過ちを繰り返さないために私たちは何をすれば良いのか、その正しい道筋を学びとるために、お伝えしました。

きちんと歯のお掃除をすることは、**糖尿病や肺炎予防、早産や死産の予防、そして転**

倒骨折の予防にさえつながることに、日本人全員に気づいてほしいのです。そして気づいたからには家族全員で、歯科医院に通っていただきたいと願っています。

[習慣3] 夜7時までの食事

●糖質制限よりはるかに大事な「食べ方」と「食べる時間」

最近は、糖尿病治療のためには糖質制限が万能であるような風潮があります。ですが私は、**糖質制限よりも「食べ方」と「食べる時間」のほうがはるかに大切**だと考えています。

たとえばご飯ひとつとっても、軟らかい白米から噛み応えのある玄米まで、いろいろあります。これらをすべて同じ糖質として扱ってしまうと、大きな落とし穴にはまってしまいます。

玄米のように食物繊維が豊富に入っているご飯を何十回も噛みしめながら食べる場合と、軟らかいご飯、たとえばチェーン店の軟らかい牛丼を飲みこむように食べる水洗式食事とでは、体に与える影響がまったく違ってくるからです。

「食事はよく噛んで食べなさい」という昔の人の教えの通り、一口30回以上噛まないと飲みこめない食べ物を摂取したほうが、歯周病予防のためにも糖尿病予防のためにも良いのです。

そして、食べ物の内容以上に大切なのは、夕食をとる時間です。**夕食はできれば夜7時まで**に済ませてしまいましょう。そして食後はお口をピカピカに磨きあげて、「お口にチャック」、夜食や間食はなしです。

でも24時間社会で働いていれば、夜7時までに食べることが仕事柄難しい方もいらっしゃることでしょう。

そういうときは、**1時間でも30分でも早く食べる**ように、心がけてください。夜はすい臓をはじめとする内臓を休ませる大切な時間だからです。

●「天下一品」のラーメンと生姜焼きで実験してみた！

夕食の時間の大切さについて、私自身の体を使って実験してみました。

私は糖尿病専門医ですが、「天下一品」という店のラーメンが大好きです。箸で麺を持ち上げるとスープも絡み付いてくるような、あのドロドロしたラーメンと、生姜焼きが一緒になった定食を、夜6時30分に食べたときと夜11時に食べたときとで、翌朝の血糖値に変化が現れるかどうか、自分の体で実験してみたのです。

夜6時半に、ラーメン生姜焼き定食を食べた翌朝の血糖値は90㎎／dℓでした。少し高めですがセーフです。

ちなみに糖尿病だと診断される血糖値は、朝起きたときの空腹時で126㎎／dℓ以上です。110〜125㎎／dℓは境界型、100〜109㎎／dℓは正常高値、99㎎／dℓ以下が正常値と言われています。でも、私の個人的考えでは、真の正常値は80㎎／dℓ以下です。

1週間後、お腹は空きましたが夕食の時間を遅らせて、同じメニューを夜11時に食べてみました。翌朝の血糖値は、なんと136㎎／dℓでした。この瞬間の数値だけで判断すると、私は糖尿病に該当してしまうことになります。

このことからも、食べる内容よりも**食べる時間のほうがより大切**であることがおわかりいただけるでしょう。

●夜は内臓を休ませる時間

ここで、仮に夜遅い時間に食べても、食べてから12時間の間隔を空ければ、同じように血糖値は下がるのではないか、と思う人がいるかもしれません。

ところが、それは違うのです。

夜は人間が休むべき時間帯です。

朝は早起きしよう、夜は早寝をしようという、昔から言われてきた当たり前のことが、ここ最近ようやく「**時間医学**」という学問で裏付けされるようになってきました。

脳だけでなく、臓器も体内リズムを持っています。なかでも**すい臓は、時間の乱れの影響を大きく受けやすい**ことを、私は外来診療を通して実感しています。深夜長距離ト

●習慣3　夜7時までの食事

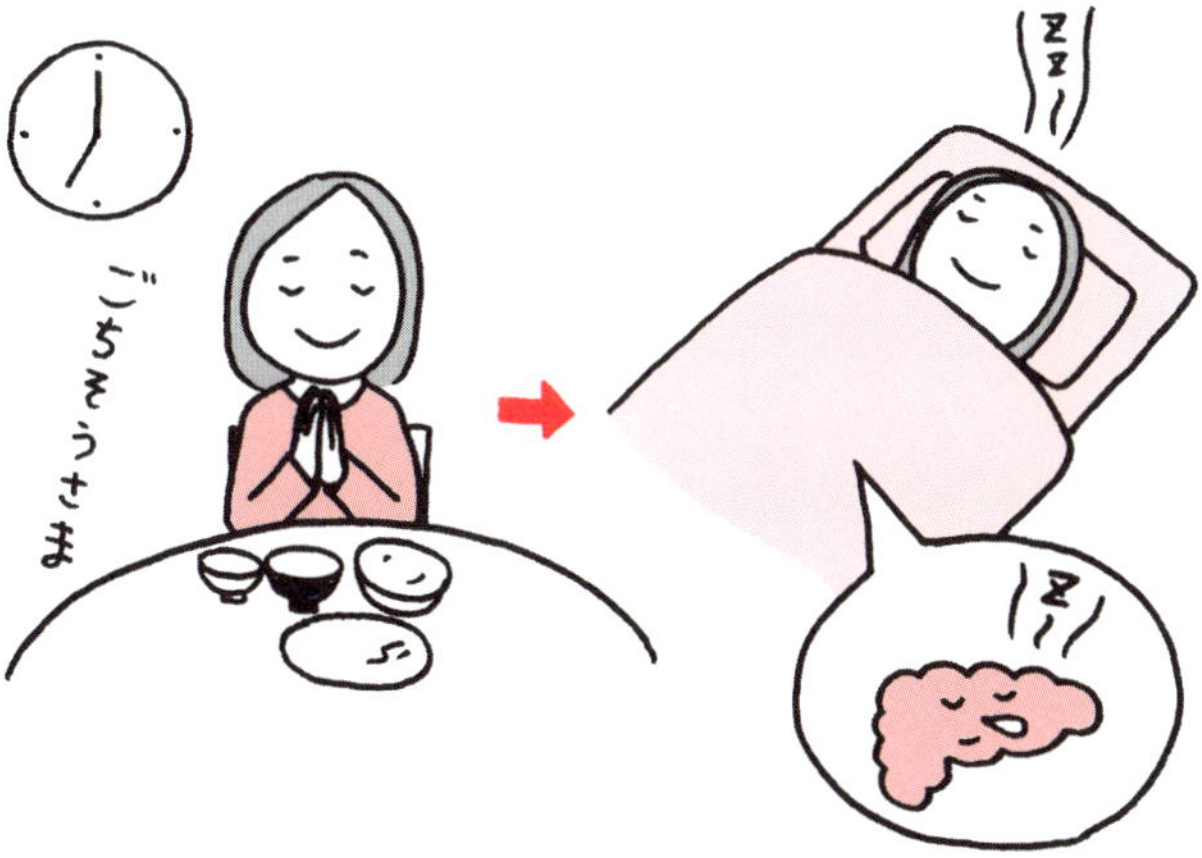

ラックの運転手さんや、三交代制の工場員や介護師さんたちは、どんなに薬を工夫しても、深夜業務が増えると糖尿病が悪化してしまうのです。

深夜に夕食や夜食をとると、すい臓は一晩中働き通しになります。朝起きるとまた食事をするので、すい臓は休める時間がありません。すい臓も最初はけなげに、普通の人の3倍、5倍と働き続けるのですが、やがて疲れ果てるとインスリンを十分につくれなくなり、一気に血糖値が上昇するのです。

ですから、単純に食事の間隔を空ければ良いというわけではありません。**日が落ちてから次の日の夜明けまでは、でき**

るだけ内臓を休めてあげてほしいのです。

夜お腹が空いたときは、冷蔵庫の扉を開ける前に、お腹に手を当て、内臓の声なき声に耳を澄ませてみてください。そうすれば、昼間頑張って働いてくれた内臓へのいたわりの心が生まれ、空腹も我慢できるはずです。

●インスリン分泌能力は一度失われると戻らない

インスリンをつくるすい臓のβ細胞は、加齢とともにその機能が低下し、細胞数も減っていきます。

ところが24時間休みなくβ細胞に過剰な負荷がかかると、インスリン分泌能力は加速度的に低下していきます。糖尿病を発症する頃には、その能力は健康な人の半分以下にまで落ちこんでいると言われています。

そして、**一度失われた力が戻ることはありません**。糖尿病と診断された時点から、残りの人生を弱り切ったすい臓とともに生きていかねばならないのです。

そうなると、生涯にわたる「食事制限」が必要になります。インスリン分泌能力は通常の半分以下になっているわけですから、食べる量も減らさなければいけません。糖尿病の食事療法では、エネルギー制限食として1200〜1400キロカロリーがよく処方されます。これは5歳前後の小さな子どもが食べる量です。

大人の患者さんにとって、これほどつらいことはないでしょう。糖尿病の予防がどれだけ大切か、この事実からも感じとっていただけると思います。

【習慣4】乳酸菌生活

●お腹だけでなくお口のためにも乳酸菌を

乳酸菌が体に良いことは、いまや日本国民の常識。「積極的に食生活に取り入れましょう」などと、今さら私が申し上げるまでもありません。

スーパーに行けば、ヨーグルトや乳酸菌飲料、乳酸菌入りチョコなど、乳酸菌が入っ

●習慣4　乳酸菌生活

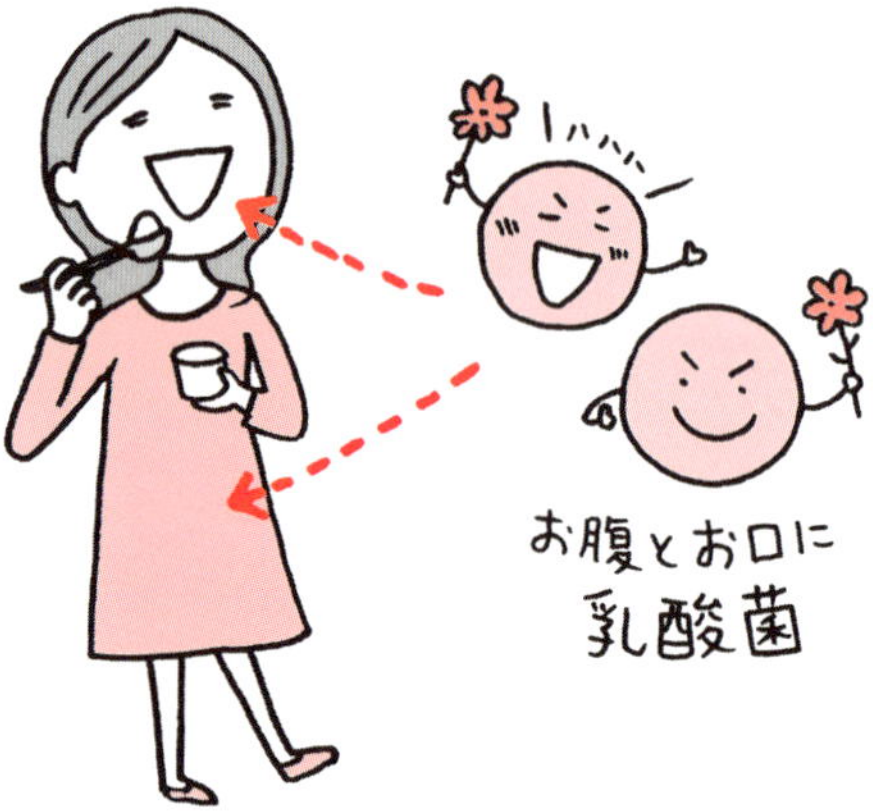

ていることをうたった食品がところ狭しと並んでいます。ぬか漬けや京都のすぐき、キムチなどの漬け物、味噌などの発酵食品に乳酸菌が含まれていることも、みなさん、もうご存じでしょう。

ただこれまでは、腸、お腹に良いからと、乳酸菌をとっていた人が多いと思いますが、第3章でもお話ししたように、乳酸菌はお口の健康にも良い影響を与えます。これからはぜひ、お腹だけでなくお口のためにも、日々の食生活に乳酸菌を取り入れていただきたいと思います。

「でも最近は、次から次へと新しい名前の乳酸菌が登場して、いったい何をとったらいいのか、わからないんです」という質問も、市民講座などではよく受けます。

たしかに乳酸菌にはいろいろな種類があり、それぞれの効果も、科学的にはっきり証明されたものから、まだ解明されていないものまでさまざまです。効果には個人差もあります。

その中で私がロイテリ菌に注目し、本書でも詳しくご紹介したのは、効果を証明している学術論文の数が圧倒的に多く、私自身もその効果を実感できたからです。

今後は日本でも乳酸菌の臨床研究がもっと進み、むし歯や歯周病の予防・改善に科学的裏づけを持つ乳酸菌が発売されることを期待しています。そのときには、またみなさんにご紹介したいと思います。

【習慣5】ガムで唾液トレーニング

●現代人の食事は唾液が出にくくなる食事

赤ちゃんは、よだれをたくさん出しますが、人間は普通、1日にいったいどのくらいの唾液を出していると思いますか。コップ1杯でしょうか。500ミリリットル入りのペットボトル1本でしょうか。

正解は、元気な人で**約1・5リットル。ペットボトルでなんと3本**。かなりの量です。この量は、**オシッコとほぼ同じ**なのですが、みなさんは、ご自分の唾液がオシッコ並みに出ているという自覚をお持ちでしょうか。

ところが、いまは大人も子どもも、唾液の量が減っています。第1章でもお話ししたように、**軟らかい、水洗式食事を続けていると、唾液が出にくくなる**からです。

かく言う私も、時々有名牛丼チェーン店の牛丼に卵を落として食べます。卵でまろやかになってより美味しいのですが、これこそ完全に「飲みこむ食事」です。肉も軟らかいので、本当に噛む必要がありません。噛まなければ、唾液の出番もありません。

噛むということは、実は唾液を出すためのトレーニングでもあります。

第2章で、蟹江ぎんさんは、100歳を過ぎても血管が若々しかったとお話ししました。ぎんさんは、おそらく唾液もたくさん出ていたのではないでしょうか。

最近は健康意識の高い人の間で、ウォーキングやジョギング、マラソンがブームになっているようです。第1章でもお話ししたように、運動不足は糖尿病増加の要因の1つなので、この傾向自体はとても良いことです。

でもそのいっぽうで、噛むことは、なおざりにされています。**きちんと噛んで唾液がタップリ出る体づくりをしておく**ことは、運動と同じぐらい、健康長寿には重要です。

●唾液は万能の霊水

第1章で、唾液が減ると味覚が鈍くなり、味の濃いものや脂っぽいものを好む偏食が進み、糖尿病への道まっしぐら、というお話をしました。

それだけでなく、**唾液は、そのものが万能の霊水**です。

冬は風邪やインフルエンザの季節ですが、のどのイガイガが最初の症状です。お口の中が乾燥すると、のどの粘膜が荒れやすくなります。粘膜の表面が破れると、そこからウイルスやバイ菌の侵入を許してしまいます。お口の中を常に唾液で潤うようにしておかないと、バイ菌やウイルスに弱い体になってしまうのです。

さらに唾液自体には、外敵を退治するリゾチームなどの抗菌成分が含まれていますから、唾液を出すことはお口の中が潤う以上のメリットがあるのです。

唾液はただの水分ではなく神様から授かった「**清めの水**」なのです。

●ガムを噛み始めて風邪をひかなくなった

マラソンにトレーニングが必要なのと同じように、唾液を出し続けるためにも、実はトレーニングが必要です。

「食事は一口30回噛みましょう」とよく言われます。野菜や繊維質の多い穀類ならそれ

●習慣5　ガムで唾液トレーニング

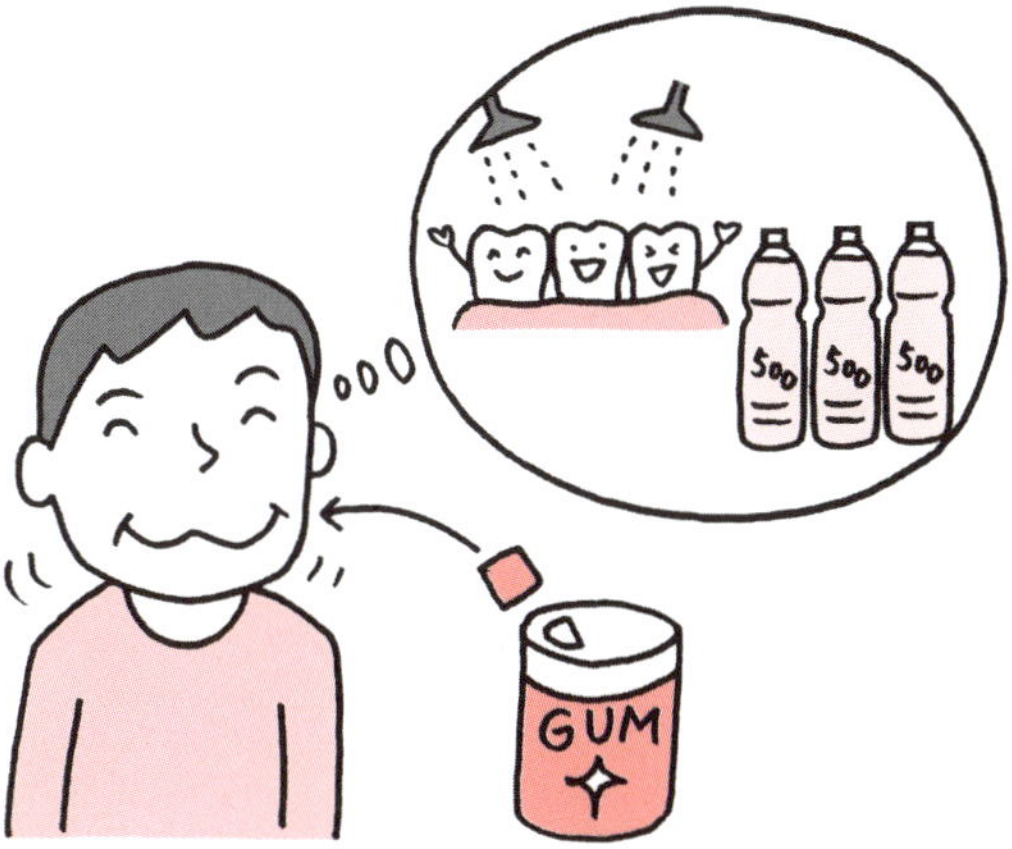

もできますが、現代の日本人の食事は全体的に軟食になっており、一口ごとに30回噛むのはなかなか難しいのが現実です。
そこで私がおすすめする、誰でもできる唾液トレーニング術があります。
それは**ガムを噛む**こと。

私は、ここ半年ほど、意識的にガムを噛むようにしているのですが、噛み始めて「オレって、こんなに唾液が出るんだ」と驚いています。
さらに、ガムを噛み始めると、体の調子がいっそう良くなりました。

仕事柄、週末に講演会に呼んでいただ

くことが多く、長いときは5時間以上も話し続けることがあります。そういうときはさすがにのどを傷めてしまい、以前は気管支炎を起こすことがよくありました。ところが、**習慣的にガムを噛み始めると風邪をひくことが一切なくなった**のです。

日本ではガムの消費量が、この十数年ほどで半分近くに減っていると言います。たしかに最近は、昔のようにガムを噛んでいる人をあまり見かけなくなりました。コンビニエンスストアやスーパーでも、ガムの売り場は減っています。

私の場合、1個のガムを1時間以上は噛み続けます。味がなくなるまで噛むのでなく、味がなくなってからが勝負です。もう味はなくなっても、唾液を出すことをイメージしながら、最低1時間は噛むようにしています。

仕事中でも、ガムを噛めるタイミングはけっこうあるものです。外来診療のように患者さんとお話しする必要がある場合でも、小さいガムならベロの下に入れておくことで支障を来たしません。

大切なことは、**「1日1.5リットルの唾液」をイメージしながらガムを噛む**ことです。

知り合いの、よく講演のお仕事をされている方も、講演後、のどのイガイガで悩んでおられる様子でした。そこで、ガムを意識的に噛み続けることをおすすめしたところ、講演でのどを傷めることが一切なくなったと、感謝してくださいました。

ガムを噛むこともまた、体に負荷をかけず、万能の霊水である唾液を活用する「前向き」なケアと言えるでしょう。

最近はガムも、むし歯対策になるキシリトールなど、さまざまな成分の入ったものが出ています。

私が愛用しているのは、第3章で紹介したロイテリ菌が入ったガムです。ロイテリ菌は、人間由来の乳酸菌であるため、菌がお口に定着しやすいという特徴があります。ありがたいロイテリ菌の効果が得られると同時に、唾液の量も増えるという、2倍のお得感があります。

歯磨きや歯間清掃のほかに、ガムも習慣づけられると、理想的なお口ケアとなるでしょう。

おわりに

お口と体を守り給え

今をさかのぼること8年前、50歳近くにして初めて〝お口の大切さ〟に気づいた私は、歯科医院に通いはじめることで人生が様変わりしました。意を決して歯科医院を受診したあの日が、私にとっての人生の分かれ道。〝歯周病列車〟に乗り続けていれば、間違いなく病魔は私の体を蝕《むしば》み続け、病に倒れていたことでしょう。しかし、正しいお口のケアに気づき実践したおかげで、歯周病列車に別れを告げ、〝健口列車〟に乗り換えることができたのです。

私は現在、毎週末になると講演で全国を元気に飛び回っていますが、これはすべて健口から授かった健康のおかげです。以前は長時間講演のたびにのどを傷め、その後風邪をこじらせていたものですが、本書で紹介した健口法に励むことで、いまは風邪も寄りつかない強い体になりました。お口の健やかさ（健口）は、体の健やかさ（健康）へと通じる第一歩なのです。

しかし……この日本にはきわめて悲しい現実が横たわっています。かつての私のように、歯医者さんで定期的な口腔清掃を受けていない成人は、なんと8割以上にも及びます。欧米においては、これとは真反対で8割の大人が〝痛くなる前に〟歯医者さんへ定期通院しているというのに……。

なぜ日本人は、歯医者さんに〝痛くならなければ行かない〟民族になってしまったのでしょうか？　私は自分自身の経験から、それは「歯医者さんに通う意味を知らないから、教えられていないから」だと思うのです。

それからというもの、歯科に関する数多くの書籍や論文を読みこみ、お口の大切さの意義を、内科医の立場から科学的に理解することに努めました。その結果、いままでの書籍やインターネットには書かれていない、大切な数々の事実に気づいたのです。本書には、私が8年以上をかけて調べ上げた〝健口の意味〟が、わかりやすくまとめられています。

タイトルにもある通り、セールスポイントは、お口の手入れを通して糖尿病を予防するための秘策です。ですが、本書の目的は糖尿病予防だけではありません。肺炎、心筋梗塞、脳梗塞、早産死産などなど、〝健口のご利益〟は、あらゆる病魔から私たちの体を守ってくれるのです。

ここで健口を〝お口のお清め〟と考えれば、私たち日本人には合点がいきやすいかもしれません。これからは、歯科医院を〝お口の神社〟ととらえてみるのです。歯医者さんは神主さん、歯科衛生士さんは巫女《みこ》さん。神主さんと巫女さんが2人で協力して、お口の中をお清めして、穢《けが》れを祓《はら》ってくれます。文中で何度も登場した〝歯糞〟は、まさに穢れそのものだからです。

神社にお参りすると、私たちは手を合わせながら神前でこう唱えます。

「祓え給い、清め給え」

これは、〝神拝詞《となえことば》〟と呼ばれるものですが、正式には4つの言葉から成り立っています。

祓え給い

清め給え
神《かむ》ながら守り給い
幸《さきわ》え給え

恥ずかしながら私自身、つい最近まで神拝詞を知らなかったのですが、初めて目にしたとき「これこそ歯科医療の素晴らしさを物語る言葉だ！」と直感しました。私流に読み替えた〝歯科版神拝詞〟をご紹介しましょう。

歯科衛生士さん、私の歯糞を祓ってください
歯医者さん、私のお口を清めてください
私のお口の中にある歯のみなさん、噛むことで私の体を守ってください
健口の先に、健やかさと幸せ（健幸）が待っていますように

日本人は古来、穢れを嫌い、清らかさを貴んできた民族です。その結果として、海外からの観光客は口々に日本の神社仏閣や、町並み、交通機関の美しさを讃えます。世界

一清潔さを重んじる民族と言えるかもしれません。ならば、その意識の先を景観だけでなく、お口にも向けてみてはいかがでしょう。

日本人に、健口のための正しい知識と正しい方法さえ身につけば、短期間で世界一お口がきれいな民族となり、みなが健幸を享受できる日が到来すると私は信じています。

本書が、そのお役に立つことができるのであれば、これ以上の喜びはありません。

最後に、講演聴講を通して私の考えと思いを直《ただ》ちに理解し、書籍の形に生まれ変わらせてくださった幻冬舎第一編集局の小木田順子さんと、今回のご縁をくださいました日本アンチエイジング歯科学会・松尾通会長に深謝します。

そして、毎週末には留守番をしながら、平日は美味しい手料理と笑顔で私を支え続けてくれている妻と娘に、本書を捧げます。

2018年2月

西田　亙

参考資料

1) 厚生労働省: 平成28年 国民健康・栄養調査の結果 (http://www.mhlw.go.jp/stf/houdou/0000177189.html), 2017

2) ヒサヤマ・スタディ 50年でわかった糖尿病のおそるべき真実, 週刊ポスト. 9月16・23日号:136, 2016

3) 平川洋一郎ら: 久山町研究-これまでの総括, Diabetes Journal. 41(2):57, 2013

4) American Diabetes Association, Diagnosing Diabetes and Learning About Prediabetes (http://www.diabetes.org/diabetes-basics/diagnosis), 2014

5) 香川県: 平成27年度 香川県小児生活習慣病予防健診結果の概要 (http://www.pref.kagawa.lg.jp/content/etc/web/upfiles/w5yqmk160630155309_f02.pdf), 2016

6) 門脇孝: 糖尿病の予防と生活習慣の改善ー日本型食生活の役割 (http://www.komenet.jp/samit/2011/kadowaki.html), 2011年度食育健康サミット, 2011

7) 厚生労働省: 夕食開始時間(性・年齢階級別), 平成18年 国民健康・栄養調査報告, 2006

8) 内閣府: 塾や習い事通いで忙しい子どもたち, 平成19年版 国民生活白書, 2007

9) NHK: 子どもの味覚に〝異変〟, NHK NEWS WEB, 2014年10月21日掲載

10) 厚生労働省: 歯肉の所見の有無(年齢階級別), 平成23年歯科疾患実態調査, 2011

11) 西田亙: 内科医から伝えたい歯科医院に知ってほしい糖尿病のこと, 医歯薬出版株式会社, 2016

12) NHK: NHKスペシャル あなたもなれる〝健康長寿〟 徹底解明 100歳の世界, 2016年10月29日放映

13) NHK: NHKガッテン! めざせ健康長寿 大注目の検査はこれだ!, 2017年5月10日放映

14) 大東久佳ら : Impact of the Tohoku earthquake and tsunami on pneumonia hospitalisations and mortality among adults in northern Miyagi, Japan: a multicentre observational study., Thorax. 68:544, 2013

15) NHK: 肺炎急増の謎～避難所を襲った次なる危機～, BS1「TOMORROW」, 2014年7月30日放映

16) Han YW ら: Term Stillbirth Caused by Oral Fusobacterium nucleatum, Obstet Gynecol. 115:442, 2010

17) 有馬久富ら: High-sensitivity C-reactive protein and coronary heart disease in a general population of Japanese: the Hisayama study., Arterioscler Thromb Vasc Biol. 28:1835, 2008

18) 小板橋太郎: 糖尿病を予防したければ歯医者へ行け, 日本経済新聞 電子版, 2016年11月14日掲載

19) Savino Fら : Lactobacillus reuteri (American Type Culture Collection Strain 55730) versus Simethicone in the Treatment of Infantile Colic: A Prospective Randomized Study., Pediatrics. 119(1):e124, 2007

20) リタイア前にやるべきだった……後悔トップ20, PRESIDENT, 2012年11月12日号

21) 石川純: 人間はなぜ歯を磨くか, 医歯薬出版株式会社, 1986

22) 内山純一: サルの実験的歯肉炎に対するブラッシング効果の臨床的病理組織学的分析, 日本歯周病学会会誌. 23(2):249, 1981

23) Price WA著, 片山恒夫訳: 食生活と身体の退化ー先住民の伝統食と近代食その身体への驚くべき影響, 恒志会, 2010

24) 老後の後悔ジャンル別トップ30, PRESIDENT, 2018年1月1日号

25) Longitudinal Evaluation of Multi-phasic, Odontological and Nutritional Associations in DEntists (LEMONADE) Study 歯科医師を対象とした歯と全身の健康、栄養との関連に関する研究 (https://www.med.nagoya-u.ac.jp/yobo/lemonade/lemonade/article.html)

26) 若井建志ら: 歯科医師を対象とした歯と全身の健康、栄養との関連に関する研究 ～歯間部清掃器具使用と全死亡リスクとの関連～ , 8020. 15:114, 2016

27) 内藤真理子: 歯科医師の喪失歯数「歯科医師健康白書」調査から, レモネード通信. 第2号, 2006

28) 若井建志ら: 歯科医師を対象とした歯と全身の健康、栄養との関連に関する研究 ～喪失歯数と総死亡、動脈硬化関連疾患、肺炎死亡リスクとの関連～ , 8020. 12:96, 2013

29) 若井建志ら: 歯科医師を対象とした歯と全身の健康、栄養との関連に関する研究, 8020. 9:107, 2010

〈著者プロフィール〉

西田 亙（にしだ・わたる）

医学博士・糖尿病専門医。広島市生まれ。愛媛大学医学部卒業。愛媛大学大学院医学系研究科修了。大阪大学での基礎研究生活と愛媛大学糖尿病内科での臨床研究生活を経て2012年、愛媛県松山市に、にしだわたる糖尿病内科を開院。糖尿病の予防を国民に啓発することを使命とし、医科歯科連携の重要性を伝えるために全国各地での講演や、執筆活動を行っている。著書に『内科医から伝えたい　歯科医院に知ってほしい糖尿病のこと』（医歯薬出版）がある。

糖尿病がイヤなら歯を磨きなさい
内科医が教える、
お口と体の健康の新常識

GENTOSHA

2018年3月10日　第1刷発行
2019年5月30日　第2刷発行

著　者　西田 亙
発行人　見城 徹

発行所　株式会社 幻冬舎
〒151-0051　東京都渋谷区千駄ヶ谷4-9-7

電話　03（5411）6211（編集）
03（5411）6222（営業）
振替　00120-8-767643
印刷・製本所　図書印刷株式会社

検印廃止

ISBN978-4-344-03267-5　C0095
幻冬舎ホームページアドレス　https://www.gentosha.co.jp/

この本に関するご意見・ご感想をメールでお寄せいただく場合は、
comment@gentosha.co.jpまで。